¿Vives con Diabetes?

Controla tu glucosa en 7 pasos y duerme tranquilo por las noches

Rodo Guajardo

Título: ¿Vives con Diabetes?
© 2019 Rodolfo Guajardo Gómez
1ª edición
Todos los derechos reservados

Dedicatoria

*Dedico este libro a mis padres por su apoyo y amor incondicional.
A mi esposa por impulsarme cada día a superar nuevos y emocionantes retos.
A mis hijos por ser la inspiración para escribir mi primer libro.*

Rodo Guajardo

Disclaimer

La información contenida en este libro es exclusivamente de tipo académico e informativo para el público en general, de ninguna manera te recomiendo la suspensión de algún tipo de medicamento o tratamiento recetado por tu médico tratante.

La información que te voy a mostrar se encuentra sustentada por investigaciones científicas (basada en evidencia), publicada en revistas científicas, portales de Instituciones de salud más prestigiadas que son íconos de la nutrición a nivel mundial.

Si notas que el nombre de algunos alimentos o preparaciones son diferentes a los de tú país, te sugiero que busques los nombres directamente en algún diccionario o en Wikipedia.

Si tienes interés o preguntas acerca de la diabetes, uso de los suplementos nutricionales, o temas de salud, visita mi blog: www.RodoGuajardo.com/Blog

Cualquier mención en esta publicación de algún producto o servicio específico, o recomendación de una organización o sociedad profesional, solo representa una sugerencia para ayudarte a mejorar tu salud, basada en mi experiencia profesional.

Tu Regalo:

Mi manera de darte las gracias por haber comprado este libro es ofreciéndote un video curso GRATIS. Solo envía un screenshot de tu comentario en Amazon acerca de mi libro y pide tu video curso directamente vía Whatsapp al 3311437482 desde México o al +523311437482 desde el extranjero.

Índice

Prólogo

¿Tú médico te dijo recientemente que tienes Diabetes tipo 2?

¿Te sientes preocupado?

¿Cómo si te hubieran quitado algo?

Tal vez te has hecho estas preguntas

- ¿Ya no podré comer lo que me gusta?-

- ¿Tendré que inyectarme insulina?-

- ¿Ahora que hago?

- ¿No entiendo porqué a mi? –

Tal vez hayas empezado a investigar tus dudas en internet para saber que te está pasando y terminas más desorientado con tanta información confusa y a veces hasta contradictoria.

Si a esto le sumamos la gran cantidad de **Fake News** que circulan a través de las redes sociales, posiblemente estés frustrado y perdido en un mar de información, sin saber por donde empezar.

¿Te ha pasado?

Estoy seguro que si.

Para conseguir resultados diferentes es necesario ser una persona distinta y hacer cosas diferentes. Cualquier ámbito de nuestra vida mejora cuando nosotros mejoramos, no antes. La Diabetes no es ajena a esa regla.

En mi trabajo diario con personas, he comprobado que éstas muy a menudo desean que sus circunstancias mejoren sin mejorar antes sus hábitos.

Es paradójico pero las personas que más necesitan cambiar precisamente son las más reacias al cambio, las más inflexibles. Tal vez piensan que cambiar sus opiniones sea un síntoma de debilidad. A la vez, se sienten incómodas cuando escuchan que es su propia inflexibilidad lo que les separa de lo que desean. Si éste es tu caso tienes la decisión en tus manos.

Pero no te preocupes, para eso estoy aquí contigo, déjame presentarme, mi nombre es Rodolfo Guajardo o como me llaman mis amigos: Rodo, y desde hace casi 20 años he capacitado a muchas personas del área de ciencias de la salud en temas de salud y nutrición.

Mi misión personal como profesional de la salud es traducir los temas complicados y presentarlos de una forma simple, de tal manera que puedas comprender cómo dominar tu Diabetes en 90 minutos o menos.

La intención de este libro no es dictarte una cátedra de la enfermedad, sino que puedas comprender y dominar a la Diabetes, para que puedas sentirte tranquilo y sin miedos, avanzar y disfrutar de la vida sabiendo con seguridad en cada momento lo que debes de hacer.

Mi mayor satisfacción es poder compartir contigo 10 años de experiencia como educador en Diabetes a través de estas páginas, para que tomes conciencia de todo lo que tú puedes hacer por ti.

¿Empezamos?

Introducción

Voltea tu cabeza discretamente a la izquierda, ahora a la derecha, ¡te dije que discretamente!

¿Ves a alguien alrededor con algunos kilos de más?

Me imagino que así fue, porque cada vez hay más personas con sobrepeso y déjame decirte que el sobrepeso y la Diabetes van de la mano.

Y por esa razón es que la Diabetes se ha convertido en una de las enfermedades más frecuentes.

Más de una tercera parte de las personas con sobrepeso y obesidad no saben que también tienen pre-Diabetes o Diabetes.

Casi todos los latinos tenemos algún familiar directo que ya han diagnosticado con Diabetes.

Si se trata de tu mamá quien tiene Diabetes, tienes un 20% de posibilidades de desarrollarla. Si tú papá también tiene Diabetes tu riesgo aumenta a un 25%.

Pero cuando se dispara el riesgo increíblemente es si tienes uno o más hermanos con Diabetes, porque en ese caso el riesgo de que desarrolles la enfermedad se incrementa hasta un 75%.

Aunque los genes juegan un papel muy importante en el desarrollo de la Diabetes, los científicos aseguran que es el estilo de vida lo que hace que estos genes se activen, al menos en el caso de la Diabetes tipo 2.

Te tengo malas noticias, tienes más probabilidad de desarrollar Diabetes tipo 2 si:

-Tienes sobrepeso u obesidad.

-Tienes más de 45 años.

-Tiene antecedentes familiares de Diabetes.

-Eres latino.

-Tienes la presión arterial alta.

-Tienes un nivel bajo de colesterol HDL ("el colesterol

bueno") o un nivel alto de triglicéridos.

-Tienes antecedentes de Diabetes gestacional o diste a luz a un bebé que pesó más de 4.5 kg.

-No te mantienes físicamente activo.

-Tienes antecedentes de enfermedades del corazón o accidentes cardiovasculares.

-Tienes depresión.

-Tienes síndrome de ovario poliquístico.

-Tienes acantosis nigricans (zonas de piel oscura, gruesa y aterciopelada alrededor del cuello, en las ingles o las axilas).

En el caso de que ya hayas sido diagnosticado con Diabetes, revisa cuantos factores de riesgo tienes actualmente.

Te puedo asegurar sin temor a equivocarme que al menos tienes 3.

Y ya deja de buscarme a tu alrededor, no te estoy viendo.

Entonces no tenemos tiempo que perder, lo mejor que puedes hacer hoy es empezar a aceptar tu enfermedad y a trabajar en el control de tu glucosa lo más pronto posible.

Paso 1. Acepta a la Diabetes

"En el camino a la verdad, solo hay 2 errores que uno puede cometer:
No seguir hasta el final o no haber comenzado".
Buda

- ¡No puede ser!-
- ¿Porqué a mí?-
- ¿Por qué yo?-
-¿Que hice para merecer esto? -
Sin duda son algunas de las frases y preguntas que pasaron por tu cabeza cuando recién te enteraste qué tenías Diabetes.

Tal vez no hiciste nada inadecuado o tal vez desafiaste demasiado al destino, eso solo tú lo sabes.

El hecho es que ahora tienes la oportunidad de controlar tú enfermedad con la que convivirás toda la vida.

Esto te puede generar la sensación de enojo, frustración e ira; y eso está bien, al menos de manera momentánea.

Nuestras emociones están ahí para ayudarnos, pero si no aprendemos a controlarlas nos llevarán a una vida llena de dolor y sufrimiento.

Una de las razones por las que sientes enojo, frustración e ira, es el miedo de sentirte vulnerable, esto hace que te puedas sentir amenazado y débil.

Con la Diabetes, es posible que la vida te parezca llena de peligros debido a las complicaciones que has visto en otras personas con Diabetes avanzada.

Cuando esas amenazas producen temor, a menudo la ira surge como defensa.

Otra razón por la que no aceptamos la enfermedad es la sensación de duelo. El duelo es cuando percibimos una poderosa sensación de que perdimos algo.

Y lo que sentimos que perdemos en este caso es vivir en piloto automático, sin preocupaciones, sin estar pendientes de lo que comemos, de los horarios o de lo que hacemos.

Esta sensación viene acompañada de dolor.

El ejemplo más claro de esta situación es cuando perdemos a un ser querido, tenemos la misma sensación de vacío y dolor. En ese momento pensamos que nuestra vida no va a volver a ser igual. Pues esto mismo te pudo haber sucedido cuando el médico te diagnosticó la Diabetes.

Nos llega un profundo temor y dolor por desapegarnos de la manera en cómo hemos llevado nuestras vidas hasta ese momento:

-Ya no voy a poder comer lo que tanto me gusta, ni beber, ni salir de fiesta.-

- ¿Qué van a decir mis amigos? -

- ¿Cómo me va a ver ahora mi familia? -

- ¿Qué van a pensar de mi en el trabajo? -

- ¡Odio las agujas! -

- ¿Y si olvido tomar la medicina? -

- ¿Y si no lo hago bien? –

- ¿Y si no me muero? -

Déjame platicarte una historia de una de mis pacientes.

¿Te gustan las historias?

Mariana tenía unos 45 años, a ella la diagnosticaron con Diabetes hace seis meses. Estaba furiosa.

Para ella la Diabetes no solo amenazaba su salud, sino también su estilo de vida. Como es una mujer con una vida social muy activa, le resultaba imposible hablar sobre su "debilidad" como ella llamaba a la Diabetes.

No quería que sus amigos le prepararan comidas especiales. Ella auto saboteaba su vida de pareja. Ella pensaba que su marido la veía como "inválida" o que era "menos mujer" por tener Diabetes.

Mariana se negaba a aceptar que tenía Diabetes aumentando su frustración. Estaba enojada con la Diabetes por cambiar su vida.

No quería ir al médico y sus niveles de glucosa en la sangre eran cada vez más altos.

Con un mal control de la enfermedad, Mariana estaba cada vez peor, más enojada y cada vez más frustrada.

Mariana tenía 2 opciones, seguir negando su enfermedad deteriorando cada vez más su salud física y emocional, o aceptar que la Diabetes la va a acompañar toda la vida y aprender a controlar su enfermedad.

¿Tú que hubieras hecho en el lugar de Mariana?

¿Te sientes enojado con la Diabetes tú también?

Escribe que es lo que está provocando tu enojo.

Mariana se dio cuenta qué no le gustaba hablar de Diabetes en público.

Ella se sentía molesta si sus amigos le preguntaban qué podía comer o si preparaban comida especial "para diabético".

Cuando ella y su esposo salían en parejas con otros amigos, Mariana sentía que su Diabetes le había quitado el centro de atención.

No podemos cambiar lo que las personas piensan, dicen o hacen, pero si podemos cambiar la manera en como nosotros percibimos el mundo.

Aunque en ocasiones sentimos que somos las víctimas de la situación, realmente no lo somos.

La pregunta adecuada no es - **¿Por qué te pasó a tí?** -

Estás viviendo exactamente lo que tienes que vivir, la Diabetes no es un castigo divino sino un reto que estás destinado a afrontar y a vencer para desarrollar un cambio de conciencia.

Lo que debes empezar a preguntarte es:

- ¿PARA QUE te pasó a tí? -

- ¿QUE COSAS TIENES QUE CAMBIAR Y APRECIAR en TU vida?-

Tal vez:

- ✓ Dejar de pasar tanto tiempo en el trabajo
- ✓ Pasar más tiempo con tu familia
- ✓ Mejorar tu vida espiritual
- ✓ Ser más responsable de tus actos
- ✓ Comer más saludable
- ✓ Hacer ejercicio
- ✓ Aprender a relajarte más
- ✓ Aprender a Disfrutar tú tiempo libre
- ✓ Aprender a Descansar sin culpa
- ✓ Mejorar tu relación con tus amigos
- ✓ Aprender a tener prioridades en la vida
- ✓ Aprender a tener paz mental

Observa atentamente tu vida y empieza a apreciar todo lo que no has valorado lo suficiente ¿Cuál es la lección en todo esto?

Es muy simple. Ama a tu pareja con más intensidad, cuida de tu salud con toda la intención, trabaja más inteligentemente sin pretender estar ocupado todo el tiempo, y vive el momento presente para tus hijos con más alegría.

Mira el paraíso que te rodea, ¿Lo entiendes? La apreciación y la gratitud son antídotos poderosos para el dolor y la frustración.

Pero no me creas, pruébalo. Inténtalo tantas veces sea necesario hasta que te funcione.

Aceptar que tienes Diabetes es un proceso que lleva un tiempo, más largo para unos y corto para otros.

Lo realmente importante es que aceptar que tienes Diabetes es el primer paso para crear la conciencia necesaria para tener un control adecuado de tu enfermedad.

Si no lo haces de esta manera es como querer caminar sin haber gateado antes, el control de tu Diabetes va a estar llena de tropezones y caídas bruscas.

También te sugiero que consideres tener varias sesiones con un psicólogo con experiencia en Terapia Breve y/o Terapia Familiar Sistémica y que además conozca sobre Diabetes, esto podría acelerar en gran medida el proceso de tu aceptación de la enfermedad.

Tengo tiempo trabajando en conjunto con Norma Olivera, que cuenta con todas las credenciales antes mencionadas. Te aseguro 100% que todos mis pacientes que han ido con ella, han tenido una mejoría inmediata en su estado emocional desde la primera consulta.

Sus sesiones requieren de trabajo y se llevan tarea a casa, pero después de 5 consultas, 8 de cada 10 pacientes alcanzan sus metas terapéuticas en el aspecto emocional.

Si quieres agendar una cita, lo cual te recomiendo para que avances más rápidamente, puedes contactarte directamente con ella a su mail: **Olivera.Norma9@gmail.com** y te dará una sesión de 50 minutos por video conferencia, ya sea en Skype, Zoom o por video llamada de Whatsapp.

La tecnología nos ayuda a romper la barrera de la distancia, así que aprovecha la experiencia de Norma, ella te ayudará a quitarte una tonelada de culpas, miedos, frustraciones y muchas otras emociones negativas. ¡A que te suena genial! Entonces pide tu cita en este momento.

Paso 2. Conoce lo básico sobre Diabetes

"Solo es útil el conocimiento que nos hace mejores"
Socrates

¿Qué es la Diabetes?

¡Muchas Felicidades! La mayoría de las personas prefieren solo quejarse, en lugar de tomar las riendas de su vida.

Si llegaste a este punto es que tienes un interés genuino en mejorar tu salud y dominar a tu Diabetes.

Tú perteneces al grupo de los que se proponen algo y lo consiguen, así que no perdamos tiempo y déjame explicarte sin rodeos de que se trata todo este rollo.

La Diabetes es una enfermedad que se presenta cuando el nivel de glucosa (azúcar) en la sangre es demasiado alto.

La glucosa en la sangre es la principal fuente de energía para los músculos y más del 90% proviene de los alimentos. El otro 10% lo produce tú propio hígado.

La insulina, es una hormona que produce el páncreas y ayuda a que la glucosa ingrese en las células para obtener energía.

En ocasiones

- *Ya no produce nada* de insulina
- *No produce suficiente* insulina
- *O existe resistencia a la insulina* debido a que otras sustancias bloquean a sus receptores y la insulina no puede abrir los canales para que ingrese la glucosa a la célula.

En cualquiera de las situaciones anteriores el resultado es que la glucosa se acumula en la sangre y las células no obtienen suficiente energía.

Con el paso del tiempo, el exceso de glucosa en la sangre puede causar problemas de salud en tus ojos, vasos sanguíneos, nervios y riñones.

Aunque la Diabetes hasta este momento no tiene cura, tu puedes hacer lo necesario para controlar tu enfermedad y mantenerte saludable por muchos años.

A veces cuando las personas tienen Diabetes dicen que tienen "**un poquito alto el azúcar**" tratando de hacer menos importante el descontrol de su glucosa. Sin embargo, cada vez que tu glucosa se encuentre elevada tiene pequeños daños estructurales en diferentes tejidos proteicos, la suma de estos pequeños daños durante varios años es lo que ocasiona que se manifiesten diferentes tipos de complicaciones.

¿Cómo saber si tengo o no Diabetes?

Para identificar si tienes Diabetes hay que hacer diferentes estudios de laboratorio, generalmente se utilizan pruebas en sangre como:

✓ Glucosa plasmática en ayunas

✓ Hemoglobina Glucosilada (HbA1c o también la verás cómo A1c)

✓ O una detección de glucosa plasmática a cualquier hora del día.

Glucosa plasmática en ayunas

La mejor hora para que te hagas este examen es por la mañana, después de haber estado en ayuno de entre 8 y 12 horas. Por cierto, ayunar significa no comer ni beber nada más que unos pocos sorbos agua y mientras no te tragues la pasta dental, también puedes lavarlos (no vayas a llegar con aliento de dragón por favor).

El resultado de la **Glucosa plasmática en ayunas** te lo entregarán ese mismo día. Si es IGUAL O SUPERIOR a 126 mg/dl (7.0 mmol/L) se confirma que tienes Diabetes.

En caso de tu resultado sea MENOR a 126 mg/dl (7.0 mmol/L) se debe repetir la prueba para confirmar el resultado.

Prueba de tolerancia oral a la glucosa

En la prueba de tolerancia oral a la glucosa te vas a presentar en ayunas igual que en la prueba anterior, pero en esta ocasión te van a dar a beber un líquido extremadamente dulce que contiene 75 gramos de una glucosa especial disuelta en unos 500ml de agua.

A las 2 horas de haber bebido la glucosa, te tomarán la segunda muestra de sangre para medir tú nivel de glucosa plasmática y así poder interpretar como metabolizas los azúcares.

Si el resultado de tu Prueba de **tolerancia oral a la glucosa** es IGUAL O SUPERIOR a 200 mg/dL (11.1 mmol/L) se confirma que tienes Diabetes.

En caso de que tu resultado sea MENOR a 200 mg/dL (11.1 mmol/L) se debe repetir la prueba para confirmar el resultado.

Muy frecuentemente se solicitan juntas las 2 pruebas anteriores, así que no es extraño que te tomen 2 muestras de sangre el mismo día, una en ayunas y otra a las 2 horas de beber el líquido con glucosa.

Hemoglobina Glucosilada (HbA1C)

La Hemoglobina Glucosilada (HbA1C) aunque tiene un nombre extraño, es sólo otra prueba de sangre que nos permite conocer el promedio de tus niveles de glucosa durante los 3 meses anteriores. Para esta prueba no se requiere preparación previa ni ayuno.

El resultado de la Hemoglobina Glucosilada te lo van a entregar en porcentaje. Mientras más alto sea el porcentaje, más alto será el promedio de los niveles de glucosa en la sangre en los tres meses anteriores.

En la siguiente tabla, encontraremos el promedio de glucosa plasmática que corresponde a cada punto porcentual de Hemoglobina Glucosilada.

HbA1C (%)	Promedio de Glucosa Plasmática	
	mg/dl	mmol/l
6	120	7
7	150	8.6
8	180	10.2
9	210	11.8
10	240	13.4
11	270	14.9
12	300	16.5

Los valores fueron cerrados a números enteros para mostrártelos de una manera más práctica.

Según la Asociación Americana de Diabetes, si tu resultado de **Hemoglobina Glucosilada** es IGUAL O SUPERIOR a 6.5% (48 mmol/mol) se confirma que tienes Diabetes.

Si ya sabes que tienes Diabetes, también puedes hacerte un estudio de Hemoglobina Glucosilada cada 3 o 4 meses para conocer que tan controlada tienes tu glucosa en sangre y hacer ajustes en tu tratamiento.

Prueba de glucosa plasmática aleatoria (o glucemia aleatoria)

Esta prueba se solicita cuando hay síntomas relacionados con Diabetes. Esta prueba puede hacerse en cualquier momento del día, no se requiere de preparación especial, ni tener que estar en ayunas.

Los síntomas de la Diabetes tipo 1 aparecer muy rápidamente, en unas cuantas semanas. Pero los síntomas de la Diabetes tipo 2 se presentan muy lentamente, a lo largo de varios años.

Algunos de los síntomas más comunes son:
- Aumento de la sed y de las ganas de orinar
- Aumento del apetito
- Fatiga
- Visión borrosa
- Hormigueo en las manos o pies
- Heridas que no cicatrizan
- Pérdida de peso sin razón aparente

A pesar de que hayas comido una pizza mediana o medio pastel de chocolate, tu nivel de glucemia nunca debe pasar de los 200 mg/dL (11.1 mmol/L).

Si tus resultados son más altos, tu médico deberá solicitar un estudio de glucosa plasmática en ayuno otro día para confirmar el diagnóstico.

Confirmando el Diagnóstico

Si el resultado de la prueba no ha sido muy claro, es necesario pedir una segunda prueba de confirmación. Puede repetirse la misma prueba o solicitar una prueba diferente. Si 2 pruebas iguales o diferentes se encuentran por arriba de los valores antes mencionados, no hay que seguir buscando, la Diabetes ha llegado a tu vida.

Por otro lado, si los resultados de la prueba A se encuentran por arriba de lo normal, pero en la prueba B salió alterada, debe repetirse la prueba B que salió alterada.

Por ejemplo, si tus resultados de Hemoglobina Glucosilada son elevados, pero los resultados de la prueba de glucosa plasmática en ayuno salieron normales, tu médico debe solicitar nuevamente otra prueba de Hemoglobina Glucosilada. Si en la nueva medición, el resultado de la HbA1c se encuentra por arriba de 6.5% las pruebas confirman que tienes Diabetes.

¿Cuáles son los diferentes tipos de Diabetes?

Aunque todas las pruebas anteriores te pueden confirmar si tienes o no Diabetes, todavía no conocemos de qué tipo de Diabetes es.

Los tipos 3 principales de Diabetes son

- Tipo 1
- Tipo 2
- Y la Diabetes gestacional.

También existen otros tipos de Diabetes mucho menos comunes, ocasionados por otras enfermedades o por algún problema genético. El tratamiento médico y nutricional varía dependiendo del tipo de Diabetes que tengas.

A continuación te mostraré algunas de las principales características de los 3 principales tipos de Diabetes.

Diabetes tipo 1

Si tienes Diabetes tipo 1, *tu cuerpo deja de producir insulina* porque tus propias defensas (sistema inmunológico) ataca y destruye a las células del páncreas que producen tu insulina.

Generalmente este tipo de Diabetes se presenta en niños y adultos jóvenes, aunque puede aparecer a cualquier edad.

Si tú tienes Diabetes tipo 1 y tu cuerpo ya no produce su propia insulina, entonces debes de inyectarse insulina exógena varias veces al día para que la glucosa de los alimentos pueda entrar a las células, así evitamos que la glucosa se acumule en la sangre y ocasione daños estructurales.

NOTA: *La insulina que se utiliza en las inyecciones es elaborada por una familia de bacterias a las que les insertan un gen humano. Estas bacterias ahora producen insulina humana, la cual es extraída, purificada y envasada.*

Diabetes tipo 2

Si tienes Diabetes tipo 2 es porque *tu cuerpo tiene resistencia a la insulina y/o ya no produce suficiente insulina.* La Diabetes tipo 2 puede aparecer a cualquier edad, incluso durante la infancia.

Nueve de cada 10 personas con Diabetes en el mundo son del tipo 2. Y esto se debe a que cada vez hay más personas con obesidad. Los científicos han identificado que un peso corporal excesivo sumado a una baja actividad física hace que aumente la resistencia a la insulina.

Cuando las células son resistentes a la insulina es debido a que otras sustancias bloquean a sus receptores y la insulina no puede abrir los canales para que ingrese la glucosa a la célula.

-Haciendo una analogía es como tener tu llave (Insulina) para abrir la puerta de tu casa (célula), pero alguien hubiera puesto otra llave (sustancia) en la cerradura (receptor) y no pudieras quitar la otra llave. El resultado sería caótico porque no podrías entrar a tu casa.

En el caso de la resistencia a la insulina tenemos como resultado que la glucosa se acumula en la sangre hasta alcanzar niveles considerablemente elevados.

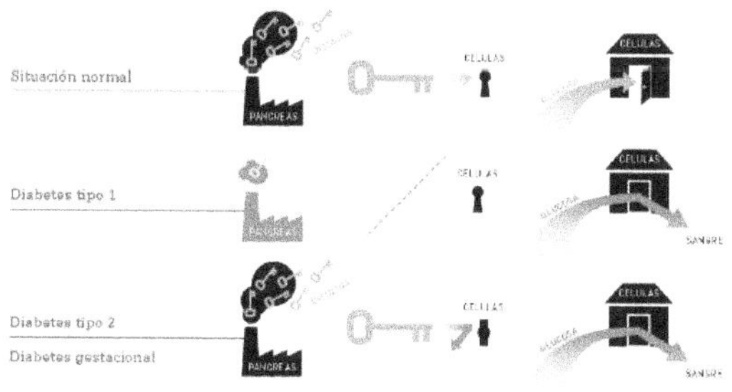

La intención terapéutica al recomendarte que bajes de peso, que hagas ejercicio de manera cotidiana y que tomes algunos medicamentos es que mejores tu sensibilidad a la insulina, es decir que reduzcas la resistencia a la insulina y así mejores las concentraciones de glucosa en sangre evitando los daños estructurales a largo plazo.

En algunas personas con Diabetes tipo 2 después de varios años con la enfermedad, su páncreas deja de producir su propia insulina, por lo que solo pueden controlar su glucosa en sangre inyectándose insulina de grado farmacéutico.

Diabetes gestacional

La Diabetes gestacional es el tipo de Diabetes que se desarrolla durante el embarazo. Se desarrolla generalmente durante la segunda mitad del embarazo, en especial en el último trimestre. La mayoría de las veces, este tipo de Diabetes desaparece después de que nazca el bebé.

Sin embargo, más de la mitad de las mujeres que ha tenido Diabetes durante el embarazo, desarrollan Diabetes tipo 2 más adelante.

NOTA: Es conveniente diferenciar 2 situaciones que parecen iguales, pero no lo son.

En el primer caso tenemos una mujer ya diagnosticada con Diabetes que está embarazada. En este caso, ella ya tenía la enfermedad desde antes de haberse embarazado.

Mientras que en el segundo caso es una mujer sana que en el último trimestre del embarazo y por situaciones hormonales presenta resistencia a la insulina y se le diagnostica Diabetes gestacional. Poco después de tener a al bebé, sus niveles de glucosa regresan a la normalidad.

En ambos casos los diagnósticos y tratamientos son diferentes.

Control de la Diabetes

Tú eres el principal protagonista en el control de tu Diabetes al asumir tu responsabilidad y compromiso con el control de tu glucosa. Recuerda que tienes por delante una larga vida, hermosa y saludable si te cuidas todos los días.

Si nos ponemos en un modo deportivo tu eres un atleta de alto rendimiento y tu Diabetes es tu oponente. Siguiendo esa misma analogía, un atleta no llega al lugar en el que se encuentra estando solo, *necesitas a tu Equipo Ganador* y no me refiero a otro grupo de atletas, sino a las personas cercanas que te van a acompañar en todo momento, para que tu rendimiento sea espectacular: tú familia y amigos que te apoyan, tus médicos, nutriólogo, psicólogo, etc.

Tu médico será como tu coach, se va a encargar de decirte el tipo de entrenamiento a seguir y como va a medir tus avances. También te va a orientar si requieres de otras valoraciones de parte de otros especialistas médicos.

También sabes que para todo atleta, su nutrición es súper importante, así que asistir a tu consulta con el nutriólogo es indispensable. El papel del nutriólogo es mostrarte cuales son aquellos alimentos que te van a dar la energía necesaria para que todo tu cuerpo esté funcionando al 100% y así puedas vencer a tu oponente.

Un cuerpo bien entrenado y bien nutrido, tiene un 80% de posibilidades de ganar, pero solo manteniendo una mentalidad ganadora puede llegar a ser el mejor. El papel del psicólogo principalmente ayudarte a que te mantengas enfocado en momentos de miedo, ira o frustración, evitando que te auto sabotees en los momentos más importantes y así vencer a tu oponente.

Juntos, los profesionales de la salud también te vamos a ayudar a crear un plan de autocuidado basándonos en metas cortas y alcanzables.

Paso 3. Ponte una meta SMART

"Una meta sin un plan es simplemente un deseo"
Antoine de Saint Exupery

No sé bien si este sea tu caso, pero en muchas ocasiones las personas con Diabetes no tienen bien definida cual es la meta que van a seguir, principalmente porque no están claras o no son precisas.

Esto es tan absurdo como querer dispararle en el centro a una diana, estando con los ojos vendados, después de haberte girado 10 veces sobre tu propio eje.

Por eso te recomiendo que te pongas metas SMART.

Las metas SMART son objetivos eficaces o inteligentes, que ayudan a que sigamos unas pautas para definirlos correctamente y que nos ayuden a alcanzar lo que deseamos.

Para que una meta sea eficaz debe seguir estos requisitos.

Specific (Específico): La meta debe ser lo más concreto posible. Cualquier persona que sepa tu objetivo debe saber que es exactamente lo que pretendes hacer y cómo.

Medible (Measurable): La meta debe ser medible, por lo que ha de ser cuantificable. En algunos casos es complicado hacer mediciones con frecuencia pero debe poder ser así para poder analizar los avances y estrategias a seguir.

Alcanzable (Attainable): La meta debe ser posible. Hay que tener flexibilidad y reajustar los objetivos si hay cambios en el entorno.

Realista (Realist): Debemos tener metas dentro de nuestras posibilidades (tanto por nuestros recursos disponibles, como por nuestra motivación por lograr dicho objetivo).

Tiempo (Timely): Cada meta debe estar definida en el tiempo, ya que nos ayudará a marcar las distintas etapas que nos permitirán llegar a la meta propuesta.

Metas en el control de la Glucosa
Hemoglobina Glucosilada

Como recordarás la Hemoglobina Glucosilada mide los promedios de glucosa de los 3 meses anteriores. Así que éste es un estudio excelente para llevar un seguimiento del control de tu glucosa.

La mayoría de las guías internacionales como las de la Asociación Americana de Diabetes o de la Federación Internacional de Diabetes recomiendan que una Hemoglobina Glucosilada de menos de 7% (53 mmol / mol) es una meta excelente para control de glucosa.

Existen otras instituciones que recomiendan una meta de Hemoglobina Glucosilada por debajo de 6.5% (48 mmol / mol).

La principal preocupación con una meta de este tipo es que está haciendo más daño que beneficio ya que la persona con Diabetes debe llevar tratamientos más intensivos que llevan a niveles muy bajos de glucosa (hipoglucemia), así como al aumento de peso.

Lo que yo te recomiendo es que te mantengas en un promedio de 6.5% a 7%.

Automonitoreo

El objetivo del automonitoreo es identificar que tan bien está funcionando tu tratamiento.

Se dice que estás llevando automonitoreo cuando checas frecuentemente tus niveles de glucosa con un aparato especial, llamado *glucómetro*, para medir de forma rápida y simple tus concentraciones de glucosa en sangre. Esta medición puede realizarse en cualquier momento o lugar, en tu casa o en cualquier otro sitio, ya que los glucómetros son portátiles.

El glucómetro funciona con una gota de sangre que el paciente obtiene puncionando su dedo con una lanceta. Esta gota se pone en una tira reactiva y la tira se introduce al glucómetro, el cual se encarga de hacer la lectura de las concentraciones de glucosa del paciente.

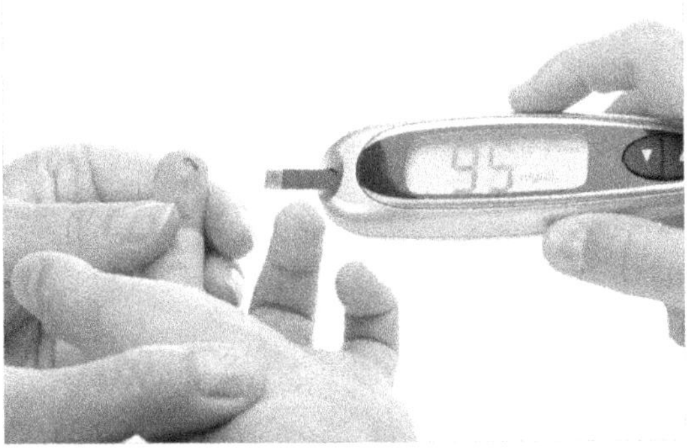

La mayoría de las guías de tratamiento recomiendan que lleves un automonitoreo de la glucosa en sangre si te estás inyectando insulina o si tomas un medicamento llamado sulfonilurea.

Si te inyectas insulina, debes checarte la glucosa por lo menos 2 y de preferencia 3 o 4 veces al día.

Si tienes Diabetes tipo 2 y todavía no estás utilizando insulina, la frecuencia del automonitoreo es variable. Puedes medirte la glucosa una vez a día. Esta medición debe ser antes o 2 horas después de los alimentos.

Ya sea que tengas Diabetes Tipo 1 o 2, un rango de glucosa en sangre adecuado para tí es de 70 a 130 mg/dL (3.9 a 7.2 mmol/L) antes de consumir los alimentos. Si tu glucosa en sangre se encuentra por arriba de 130 mg/dL (7.2 mmol/L), no te estreses, enfócate en acercarte a este rango.

Después de comer, el nivel de glucosa en sangre se eleva por los alimentos que ya consumiste, así que ahora la meta es un poco más relajada.

En este punto las recomendaciones de las guías son diferentes, la Asociación Americana de Diabetes recomienda que las concentraciones de glucosa en sangre 2 horas después de haber consumido cualquier alimento debe ser menor a 140 mg/dL (7.77 mmol/L), mientras que la recomendación de la Federación Internacional de Diabetes es de menos de 180 mg/dL (10 mmol/L).

¿Cuál de las 2 metas es mejor?

Mi recomendación personal es, si apenas estás empezando con el automonitoreo y tu nivel de glucosa en sangre después de consumir alimentos estaba muy elevado, puedes establecer como meta inicial que tu glucemia esté por debajo de los 180mg/dL (10 mmol/L).

Tus niveles de glucosa en sangre no van a ser perfectos todo el tiempo, hay muchas variables que los pueden alterar, por ejemplo: cambios en la alimentación, cambios en tu actividad o intensidad del ejercicio, más estrés, el inicio o presencia de otra enfermedad, el uso de algunos fármacos, etc.

Como registrar los resultados del Automonitoreo

Cada vez que realizas una medición de glucosa en sangre es indispensable registrarlo en un cuaderno, hoja de Excel o incluso hay aplicaciones para guardar tus resultados en tu smartphone.

Haciendo automonitoreo es más fácil identificar si hay variaciones y cuáles fueron sus posibles causas.

Los cambios en tu manera de comer, en la actividad física, si te estás agripando, tomar ciertos medicamentos, viajes largos, trabajar horas extra o estar preocupado, pueden ocasionar variaciones en tus niveles de glucosa.

Así que cada vez que midas tus niveles de glucosa registra también los siguientes datos:

✓ Fecha y hora
✓ El resultado de la prueba

✓ Tipo y dosis del medicamento que estás tomando

También puedes incluir información adicional como:

✓ Cambios en tu alimentación (Cumpleaños, cena en restaurante, si comiste más de lo habitual)

✓ Aumento o reducción del ejercicio

✓ Estás más estresado

✓ Si estás enfermo

✓ Si tomaste o te aplicaste tu medicamento en un horario diferente

Cuidado con tus Valores

No sé que tan competitivo seas, pero para algunas personas, tener valores de glucosa en ayuno por debajo de 130 mg/dL (7.2 mmol/L) representa el éxito, mientras que cuando están por arriba de 140 mg/dL (7.8 mmol/L) representan el fracaso.

Algunas de estas personas tienden a asociarlo de la siguiente manera:

Buenos números = buena persona

Malos números = mala persona.

Si tú también lo ves desde esta perspectiva, te voy a decir algo, vas a terminar molesto, confuso, frustrado o desanimado. El organismo de cada uno responde de una manera diferente, la Diabetes no es una ciencia exacta. Así qué si eres perfeccionista y obsesivo, tu frustración puede ser todavía aún mayor.

Te sugiero que no te centres en la perfección, sino en la constancia de tus resultados. Eso te alejará definitivamente de las complicaciones a largo plazo.

¿Qué sucede si mi nivel de glucosa en la sangre está demasiado bajo?

En algunas ocasiones los niveles de glucosa en la sangre pueden llegar a estar por debajo de lo normal.

Se consideran bajos cuando tus niveles de glucosas son menores de 70 mg/dL (3.9 mmol/L).

Si tu nivel de azúcar en la sangre llega a estar por debajo de 54 mg/dL (3.0 mmol/L) se requiere de acción inmediata. Esto se conoce como *hipoglucemia*.

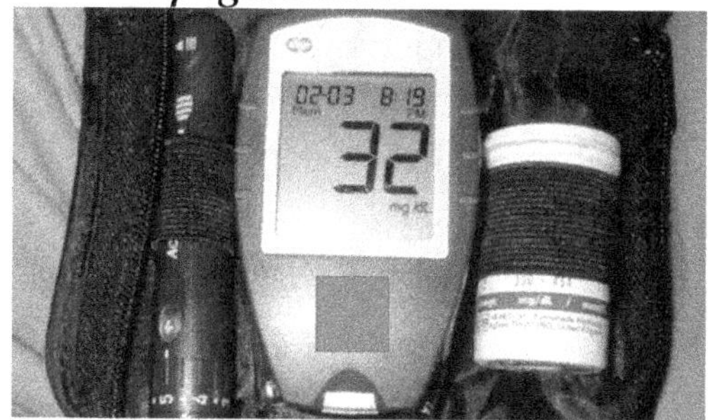

La hipoglucemia puede ser mortal y se debe tratar inmediatamente.

Pon especial atención si presentas varios de los siguientes síntomas:

-Debilidad o sentirte cansado

-Temblor

-Sudor Frío

-Dolor de cabeza

-Hambre

-Sentirte intranquilo, nervioso o ansioso

-Sentirte irritable

-Problemas para pensar claramente

-Visión borrosa o doble

-El corazón te late rápidamente

Si tu nivel de glucosa en sangre llega a estar demasiado bajo podrías desmayarte, convulsionarte o entrar en coma.

Estas son algunas de las causas más comunes de la hipoglucemia:

❖ Aplicarte la insulina o tomar el medicamento para la Diabetes en un momento equivocado.

❖ Haberte aplicado más insulina de la necesaria/ haberte tomado demasiado medicamento para la Diabetes.

❖ No haber comido suficientes alimentos con

carbohidratos despúes de haberte aplicado la insulina/medicamento para la Diabetes.

❖ Saltarte las comidas o hacer ayunos largos.

❖ Esperarte demasiado tiempo después de tomar el medicamento para comer

❖ Hacer demasiado ejercicio.

❖ No revisar tu azúcar en la sangre o no ajustar su dosis de insulina antes de hacer ejercicio.

❖ Tomar más de 2 copas de alcohol.

Una señal de ALARMA es cuando tienes tus niveles de glucosa en sangre frecuentemente por debajo de 70 mg/dL (3.9 mmol/L), si se presenta esta situación debes avisar de inmediato a tu médico.

¿Qué sucede si mi nivel de glucosa en la sangre está demasiado alto?

La Asociación Americana de Diabetes recomienda a los adultos las siguientes metas de glucosa en la sangre.

Antes de las comidas: De 90 a 130 mg/dL (5 a 7.2 mmol/L)

Después de las comidas (2 horas después de comer): menos de 180 mg/dL (10 mmol/L)

A la hora de acostarse: de 90 a 150 mg/dL (5 a 8.3 mmol/L)

Cuando las personas tienen niveles más altos de glucosa en la sangre se le conoce como *hiperglucemia*.

Los síntomas de la hiperglucemia son:

- Sensación de sed
- Sensación de cansancio o debilidad
- Dolores de cabeza
- Necesidad de orinar con frecuencia
- Visión borrosa

Si tienes frecuentemente los niveles altos de glucosa en la sangre o síntomas de hiperglucemia, es posible que tengas que hacer cambios en tu plan de alimentación, tu plan de actividad física o tus medicamentos para la Diabetes.

Valores de glucosa en sangre frecuentemente por arriba de 200 mg/dL (11.1 mmol/L) o una solo medición por arriba de 300 mg/dL (16.6 mmol/L) es una señal de alarma y debes avisar a tu médico.

Medidores continuos de glucosa (MCG)

Son dispositivos que miden la glucosa de manera continua, ofreciendo lecturas cada 5 minutos aproximadamente, se utilizan más frecuentemente en pacientes con Diabetes tipo 2 cuando dejan los hipoglucemiantes orales y su tratamiento es solo con insulina.

Los MCG se componen de un sensor que posee un filamento flexible que es insertado bajo la piel y que tiene una vida que va desde los 6 a los 14 días (dependiendo del modelo) y un transmisor que envía la señal a un dispositivo receptor que ofrece la lectura en pantalla.

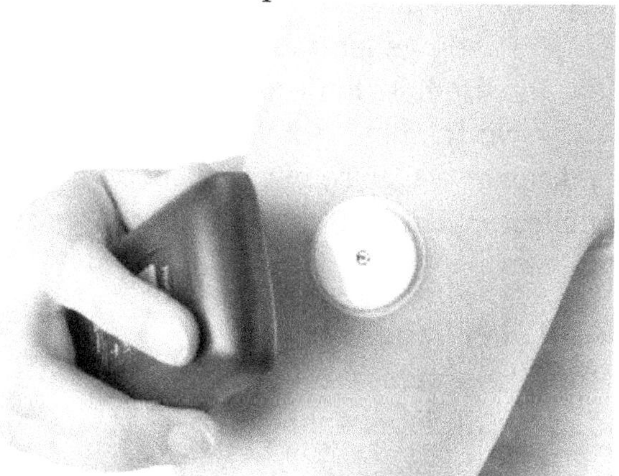

A diferencia de los medidores de glucosa capilar, lo que miden es la glucosa en el líquido intersticial, es decir, entre las células, y no glucosa en sangre.

Los resultados de los MCG pueden ser diferentes a los glucómetros tradicionales, ya que estos últimos miden la glucosa de los vasos sanguíneos

Ventajas

✓ Proporciona información global sobre el perfil de glucosa.

✓ Permite un ajuste inmediato de la terapia no solo basado en el valor de glucosa sino también en la tendencia.

✓ Las alarmas permiten detectar y prevenir situaciones de hipo/hiperglucemia grave.

✓ Permite conocer los valores de glucosa durante el sueño.

✓ Puede reducir el número de mediciones de glucosa capilar.

✓ Permite identificar hipoglucemias asintomáticas no detectadas.

Desventajas

- Costo elevado.
- Puede producir molestias locales.
- Duración limitada.
- Está sujeta a errores relacionados con la zona de inserción y calibración.
- Puede generar angustia si el paciente no sabe cómo utilizarlo y le falta información.
- No elimina totalmente la necesidad de realizar mediciones de glucemia capilar, para calibrar el sistema y ante lecturas que no concuerden con los síntomas.

El ABC de la Diabetes.

Mantener tu glucosa en sangre cercano a los valores de normalidad es indispensable para mantener tu Diabetes bajo control, sin embargo hay al menos 2 aspectos extras que también debemos de mantener en constante observación y tratamiento si es necesario: tu presión arterial y tu colesterol. Juntos forman el ABC de la Diabetes.

A. Está representada por la prueba A1C (Hemoglobina

Glucosilada). Como ya lo comenté anteriormente, en la mayoría de las personas la meta de la A1C es tener un resultado de 7% o más bajo.

B.   Por "blood pressure" en inglés, está representada por la presión arterial, una medida de cuánto tiene que trabajar su corazón para mantener circulando la sangre.

La meta de la mayoría de las personas con Diabetes es tener una presión arterial de menos de 130/80.

C.   Está representada por el colesterol en sangre. Hay tres tipos de colesterol: Colesterol Total, LDL o colesterol malo y HDL o colesterol bueno.

La meta para la mayoría de las personas con Diabetes es mantener los siguientes niveles:

El colesterol Total menor a 200 mg/dL

El colesterol LDL menor a 100 mg/dL.

El colesterol HDL superior a 40 mg/dL (para hombres > 40 y para mujeres > 50).

Si tu ABC no está controlado, puedes tener serios problemas que se le conocen como: Complicaciones de la Diabetes.

Tu nutricionista deberá hacer los ajustes correspondientes en la alimentación, mientras que tu médico deberá valorar el uso de fármacos para mejorar el control de tu presión arterial y colesterol.

Paso 4. Identifica para que sirven tus medicamentos

"Si no quieres repetir el pasado estúdialo"
Baruch Spinoza

Los medicamentos orales para la Diabetes son pastillas que tomas por la boca para mejorar tus niveles de glucosa en sangre a través de diferentes mecanismos.

Están diseñados para ayudar a las personas cuyos cuerpos todavía producen algo de insulina, pero no la suficiente.

Sea cual sea el medicamento que te recetó tu médico, debes combinarlo con un estilo de vida más saludable. La dieta y el ejercicio hacen sinergia con los medicamentos ayudando a mejorar los niveles de glucosa, colesterol y la presión arterial.

Existen diferentes categorías o familias de medicamentos para la Diabetes. Cada medicamento tiene sus beneficios y también algunos efectos secundarios.

Considero que es completamente necesario que conozcas que medicamentos estás tomando y tengas conciencia de cuáles son los efectos que estos medicamentos van a tener en tu cuerpo.

Solo te mostraré brevemente algunos de los medicamentos más utilizados, tienen nombres bastante raros, no es necesario que te los aprendas, solo que conozcas el efecto que tienen en tu cuerpo.

Tú médico decidirá cuál es el medicamento más adecuado para ti.

Este es el momento de sacar la bolsa con las medicinas que te recetaron, leas cual es la sustancia activa que contiene y busca un marcador permanente para que anotes en la caja del medicamento lo que va a hacer por ti. También anota los posibles efectos adversos.

Metformina

La **Metformina** generalmente es el primer medicamento oral que se le receta a una persona con Diabetes. Y pertenece a la familia de las Biguanidas.

Tiene la ventaja de no bajar los niveles de azúcar en la sangre por que la metformina no estimula al páncreas para que produzca insulina.

Dos de los principales efectos de la metformina son:
- Reducir la resistencia a la insulina
- Tu hígado produce menos glucosa.

La metformina en dosis altas puede causar algunos efectos secundarios como náuseas o diarrea, también puede ocasionar deficiencia de vitamina B12 cuando se toma a largo plazo.

Tu médico te puede recetar metformina como único tratamiento o en combinación con otro medicamento.

Sulfonilureas

Las sulfonilureas son los medicamentos para la Diabetes más recetados porque estimulan al páncreas a producir insulina, son baratos y tienen pocos efectos secundarios.

Existen 3 tipos de sulfonilureas:
- Glipizida
- Glimepirida
- Gliburida (o **glibenclamida** como la conocemos en México).

Los efectos secundarios pueden incluir aumento de peso, hiploglucemias y bajo nivel de sodio en la sangre.

Las sulfonilureas se pueden tomar solas o con metformina, pioglitazona (una tiazolidindiona) o insulina.

Si eres alérgico a las sulfas, NO DEBES tomar sulfonilureas.

Tiazolidinedionas

Esta clase de medicamento para controlar la glucosa tiene a 2 estrellas en la familia: **rosiglitazona y pioglitazona.**

Estos 2 medicamentos ayudan a tu cuerpo a disminuir la resistencia a la insulina.

La rosiglitazona y pioglitazona se pueden usar solos o en combinación con otros medicamentos.

Los efectos secundarios pueden incluir aumento de peso, retención de líquidos y un aumento del colesterol LDL ("malo").

Las personas que toman rosiglitazona y pioglitazona deben hacerse pruebas para ver el funcionamiento del hígado algunas veces al año, ya que otros fármacos de la misma familia han ocasionado daño hepático en las personas que lo consumen.

Meglitinidas

Hay dos medicamentos en este grupo: **repaglinida** y nateglinida.

Ambas reducen la glucosa en sangre al estimular al páncreas para que libere más insulina.

Estos medicamentos funcionan rápidamente y no se quedan en tu cuerpo por mucho tiempo. Por lo tanto, son una buena opción si tu horario de comidas varía o es muy irregular.

Causan menos aumento de peso que otros medicamentos orales para la Diabetes.

Inhibidores de la alfa-glucosidasa

Los inhibidores de la alfa-glucosidasa tienen un efecto súper interesante: controlan los niveles de glucosa en la sangre porque bloquean la absorción una parte de los almidones que vienen en los alimentos como el trigo, arroz, papas, el maíz y otros alimentos con alto contenido de almidones.

Eso no significa que puedas comer todo el arroz y frijoles que quieras, para tener una glucosa en sangre controlada siempre debes consumir los alimentos con almidones con moderación.

Los dos medicamentos en este grupo son **acarbosa** y miglitol.

Estos medicamentos pueden causar inflamación del abdomen, náuseas, diarrea y gases.

Transportadores de sodio-glucosa tipo 2 (SGLT2)

Una clase más nueva de medicamentos para la Diabetes, SGLT2, incluye tres medicamentos: canagliflozin, dapagliflozin y empagliflozin.

Estos medicamentos eliminan el exceso de glucosa de tu cuerpo al eliminarlo por los riñones.

También hace que tu cuerpo sea más sensible a la insulina.

Los efectos secundarios más comunes causados por los SGLT2 son la acumulación de cuerpos ácidos en sangre (cetoácidosis), la candidiasis vaginal e infecciones de vías urinarias.

Inhibidores de la dipeptidil peptidasa-4 (DPP-4)

Los inhibidores de DPP-4 ayudan a que tu páncreas libere más insulina después de comer.

Estos medicamentos también hacen que tu hígado produzca menos glucosa.

Existen cuatro medicamentos dentro de esta clase de fármacos:

- Sitagliptina
- Saxagliptina
- Linagliptina
- Alogliptina

Algunos de los principales efectos secundarios por tomar inhibidores de DPP-4 pueden incluir náuseas y diarrea.

Secuestradores de ácidos biliares

Esta clase de fármaco tiene una doble función reduce el colesterol y los niveles de glucosa en la sangre.

El medicamento en esta clase es: **colesevelam.**

Por lo tanto, podría ser una buena opción si tienes Diabetes y niveles de colesterol altos.

Los efectos secundarios de los secuestrantes de ácidos biliares pueden incluir deficiencias de vitaminas A, D, E y K, estreñimiento y gases.

USO DE MEDICAMENTOS INYECTABLES PARA EL CONTROL DE LA GLUCOSA (NO INSULINA)

Exenatide

Exenatide es una versión sintética del exendin-4, una hormona de la saliva del monstruo de Gila.

Es un fármaco similar al GLP-1, por lo cual actúa por el mismo mecanismo que las incretinas naturales que son producidas en el intestino y estimulan la liberación de insulina por el páncreas como respuesta a el consumo de alimentos con Carbos.

Los efectos secundarios que aparecen más frecuentemente son náuseas, vómitos y diarrea. También puede presentarse hipoglucemia y un riesgo elevado de desarrollar pancreatitis aguda.

Pramlintida

Es una forma sintética (análoga) de la hormona amilina, una hormona peptídica pequeña que se libera en el torrente sanguíneo por las células β del páncreas junto con la insulina después de una comida.

En sinergia con nuestra propia amilina, la Pramlintida ayuda a regular la glucosa a través de 3 mecanismos diferentes:

- Promueve que el estómago se vacíe muy lentamente.

- Favorece la sensación de saciedad (a través de

receptores hipotalámicos diferentes a los del GLP-1).
- Inhibe la liberación inadecuada de glucagon.

Los efectos secundarios de la Pramlintida son: pérdida del apetito, dolor de estómago, cansancio excesivo, mareos, tos, dolor de garganta y dolor en articulaciones. También puede ocasionar hipoglucemia cuando consume menos de 250 kcal o menos de 30 gramos de Carbos en cualquiera de sus comidas principales (Esto lo entenderás mejor en el Paso número 5).

USO DE INSULINAS

Cuando tu médico te dice que necesitas comenzar con la terapia de insulina, es normal que tenga algunas dudas.

- ¿Será doloroso? -

- ¿Estaré en riesgo de tener un nivel bajo de azúcar en la sangre? -

- ¿Ganaré peso? –

- ¿Estoy tan mal? –

- ¿Perderé la vista? -

Desafortunadamente, la insulina ha estado tan envuelta en misterio y desinformación, que a veces es fácil olvidar todo lo bueno que puede hacer por nosotros, mantener en control la glucosa en sangre.

De hecho, la insulina fue considerada como un medicamento milagroso, cuando los investigadores canadienses aislaron la hormona por primera vez, en 1921.

Ahora, la insulina inyectable permite que cualquier persona cuyo páncreas ya no fabrique insulina viva una vida plena y saludable.

Aunque antes se consideraba un último recurso para tratar la diabetes tipo 2, ahora se recomienda utilizarla en etapas cada vez más tempranas.

Algunos médicos especialistas deciden tratar a sus pacientes con insulina inyectable cuando la Hemoglobina Glucosilada es superior al 10%.

Una investigación reciente sugiere que el inicio temprano de la insulina inyectable puede evitar complicaciones como la enfermedad cardíaca y renal.

¿Tengo que inyectarme insulina?

Todas las personas que tienen Diabetes tipo 1 y algunas personas que tienen Diabetes tipo 2 necesitan inyectarse insulina para ayudar a controlar sus niveles de azúcar en la sangre.

El objetivo de inyectarte insulina es mantener el nivel de glucosa en sangre tan cercano a lo normal tanto como sea posible.

La insulina no puede tomarse en pastillas. Se aplica por medio de una inyección (como una vacuna).

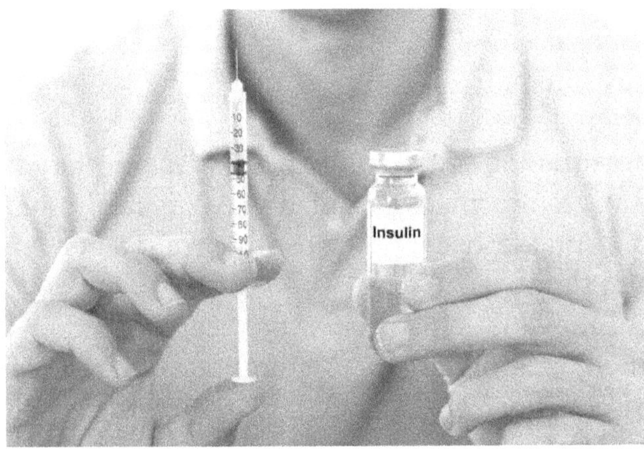

También se puede aplicar usando una pluma de insulina o una bomba de insulina.

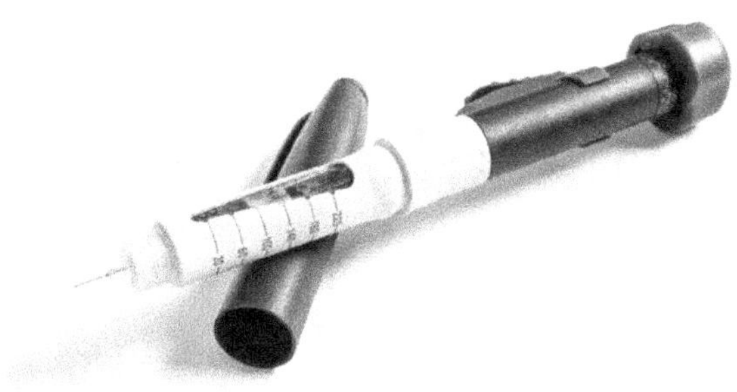

¿Cada cuándo debo de inyectarme insulina?

La mayoría de las personas que tienen Diabetes y utilizan insulina necesitan al menos 2 inyecciones de insulina al día para mantener un buen control del azúcar en la sangre. Algunas personas necesitan 3 aplicaciones al día.

El tratamiento de cada persona es diferente.

Algunas personas que utilizan un tipo de insulina llamada Regular se la aplican 30 minutos antes de una comida.

Algunas personas que utilizan otro tipo de insulina llamada de Acción Rápida se la aplican justo antes de sus comidas principales.

Tipos de insulina:

Insulina de acción rápida (como insulina lispro, insulina aspart e insulina glulisina) que comienza a hacer efecto en aproximadamente 15 minutos. Su efecto dura de 3 a 5 horas.

Insulina de acción corta (como la insulina regular) que comienza a hacer efecto en 30 a 60 minutos y su efecto dura de 5 a 8 horas.

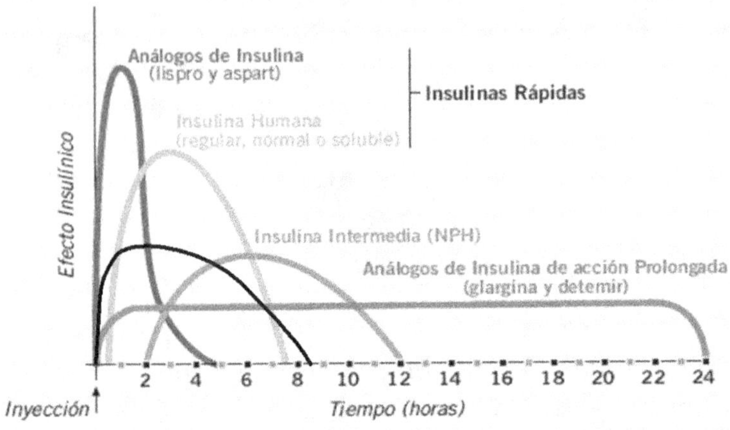

El efecto de estos dos tipos de insulina su efecto es prácticamente de inmediato y se utilizan para controlar la elevación de glucosa ocasionada por el consumo de alimentos que contienen carbohidratos.

Cada unidad de insulina puede normalizar la glucemia por cada 10 a 15 gramos de carbohidratos que hayas comido.

Si un día te comiste esas 2 rebanadas del pastel que tanto te gusta (comiste más cantidad de carbohidratos de lo habitual) y te aplicaste la misma cantidad de insulina tendrás una hiperglucemia segura.

Por eso recomendamos que consumas alimentos con carbohidratos de manera moderada, sin excesos, de esa manera evitamos las hiperglucemias.

Insulina de acción intermedia (como insulina NPH) que comienza a hacer efecto en 1 a 3 horas y dura de 12 a 16 horas.

Insulina de acción prolongada (como insulina glargina e insulina detemir) que comienza a hacer efecto en aproximadamente 1 hora y dura de 20 a 26 horas.

Estos dos tipos de insulina su efecto es mucho más lento.

Se utilizan para controlar la glucemia entre comidas.

Habitualmente, este es el tipo de insulina con el que inician los pacientes con Diabetes tipo 2 cuando su cuerpo produce todavía algo de insulina, pero no la suficiente.

Insulina premezclada que es una combinación de 2 tipos de insulina (casi siempre una insulina de acción rápida o corta y una insulina de acción intermedia).

Los nombres comerciales de este tipo de insulinas, generalmente incluyen la palabra Mix.

Este tipo de insulina es muy utilizado para personas de la tercera edad o que se les dificulta realizar la mezcla manualmente.

¿Puedo mezclar dos tipos de insulina?

Si, puedes mezclar una insulina de acción rápida con una insulina de acción intermedia (NPH).

La insulina de acción rápida siempre debe introducirse primero en la jeringa.

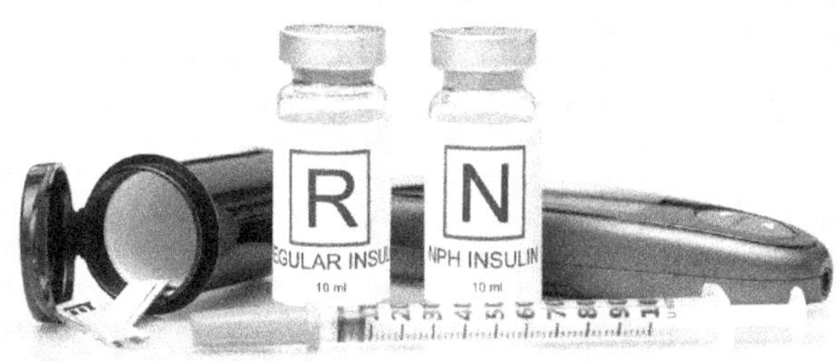

Después de mezclar la insulina de acción rápida en la misma jeringa con una insulina de acción intermedia, debes inyectar la mezcla debajo de la piel.

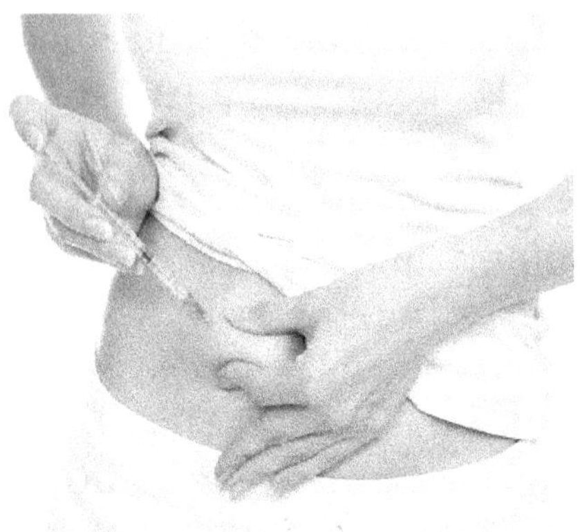

Recuerda comer antes de que pasen 15 minutos.

Toma esto en cuenta

La insulina de acción rápida comienza a hacer efecto muy rápidamente.

Mientras se ajusta la dosis correcta, es posible que tengas algunos períodos de hiper o hipoglucemia.

Si te inyectas insulina o tomas sulfonilureas, tu nivel de azúcar en la sangre puede bajar demasiado si haces más ejercicio físico del habitual o si no comes lo suficiente.

Los síntomas de una hipoglucemia son los siguientes:

- Sensación de mucho cansancio
- Bostezar con mucha frecuencia
- Dificultad para hablar o pensar con claridad
- Dificultad para coordinar tus movimientos
- Sudor frío
- Sensación como si fueras a desmayarte
- Mucha palidez
- Pérdida de consciencia.
- Convulsiones

¿Qué debo hacer si tengo hipoglucemia?

PASO 1: Mantén la calma y revisa tu nivel de glucosa en sangre con tu glucómetro cada vez que tengas síntomas de hipoglucemia.

Si tu glucemia está por debajo de 70 mg/dL (3.9 mmol/L) come algo que tenga aproximadamente 15 gramos carbohidratos, escoge UNA sola de las siguientes opciones:

- ✓ Refresco NO DIETÉTICO: ½ taza
- ✓ Jugo de frutas: ½ taza
- ✓ Fruta: 2 cucharadas de pasas
- ✓ Caramelos: 5 piezas
- ✓ Azúcar de caña: 1 cucharada sopera (15 ml) de azúcar, sola o disuelta en agua
- ✓ Miel: 1 cucharada sopera (15 ml)

Espera aproximadamente 15 minutos antes de comer algo más.

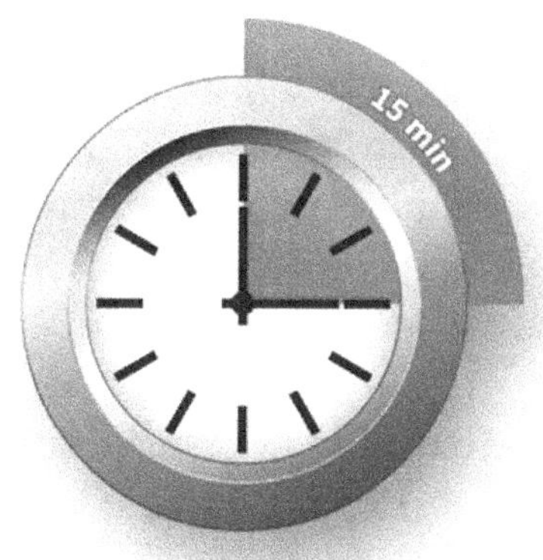

PASO 2: Revisa tu nivel de azúcar en sangre con tu glucómetro.

Si NO TE SIENTES BIEN y tu glucosa en sangre aún está por debajo de 70 mg/dL (3.9 mmol/L) come nuevamente solo una de las opciones anteriores.

Espera aproximadamente otros 15 minutos antes de comer algo más.

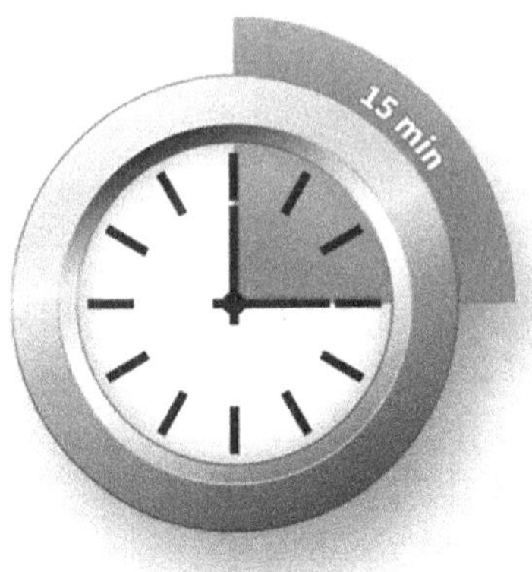

PASO 3: Revisa tu nivel de azúcar en la sangre nuevamente con tu glucómetro.

Si TODAVÍA NO TE SINETES BIEN y tu glucosa en sangre aún sigue por debajo de 70 mg/dL (3.9 mmol/L) necesitas tomar algo con carbohidratos y proteína como 1 taza de leche y llama a tu médico para saber si debes ir a urgencias.

Si pierdes la conciencia o si por alguna razón no puedes comer o tragar los alimentos, el tratamiento más adecuado sería una inyección con glucagon.

Es una hormona de acción rápida que libera glucosa del hígado.

Pregunta a tu médico si es necesario que tengas un estuche de urgencias con glucagon en tu casa.

Hiperglucemia

Cuando los niveles de glucosa en sangre están extremadamente elevados y pasan de los 600 mg/dL se le conoce con el nombre de *síndrome diabético hiperosmolar.*

En esta situación la glucosa está tan elevada que la sangre se vuelve muy espesa, casi como jarabe.

Mientras tanto, el riñón elimina glucosa por la orina junto con una gran cantidad de líquidos, esto ocasiona que las personas que desarrollan esta anomalía terminen deshidratados.

El síndrome diabético hiperosmolar es más frecuente en personas con Diabetes tipo 1 que no se automonitorean o que no saben que tienen Diabetes.

Esta situación es una urgencia médica y si tienes la glucosa por arriba de 600 mg/dL (33.3 mmol/L) debes ir a un hospital y avisar a tu médico inmediatamente.

NOTA: Puedes ser que tu glucómetro no registre valores glucosa por arriba de 500 mg/dL (27.8 mmol/L) y en su lugar aparezca la palabra HI, que en inglés es una abreviación de HIGH que significa Alto, debes ir a un hospital y avisar a tu médico inmediatamente. No pienses que tú glucómetro te está saludando

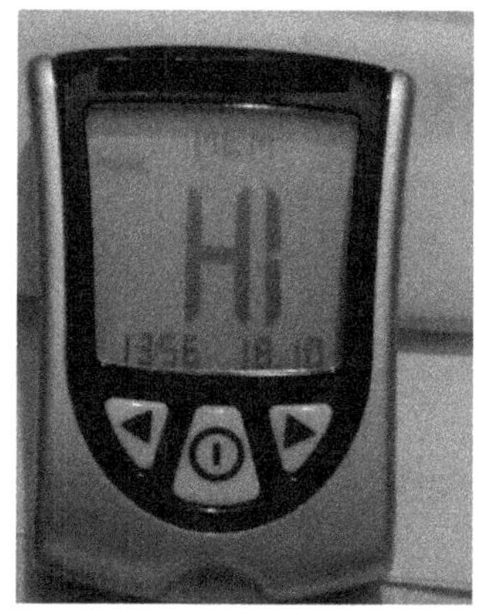

¿Entonces que debo hacer para controlar mi glucosa?

Es indispensable mantener en un rango saludable no solamente tu glucosa en sangre, también la presión arterial y el colesterol.

Como parte del proceso debes aprender cómo controlar tu Diabetes y mantenerte lo más saludable posible.

Los tres ejes principales son:
- Alimentación saludable
- Ejercicio diario
- Medicamentos adecuados

Paso 5. No comas sin leer antes esto

*"Cuando la alimentación es mala la medicina no funciona,
cuando la alimentación es buena, la medicina no es necesaria"*
Proverbio Ayurveda

La dieta para "Diabético" ya quedó en el pasado, lo creas o no, esas dietas de 1600 kcal aburridas e insípidas que daban los médicos como recetas de cocina, están completamente obsoletas.

Las personas con Diabetes, deben llevar una alimentación saludable **IGUAL QUE TODOS**.

Una alimentación saludable ayuda a mantener la glucosa en sangre en un nivel adecuado. Es una parte fundamental del manejo de la Diabetes, ya que controlando la glucosa en sangre (glucemia) se pueden prevenir las complicaciones de la Diabetes.

Una alimentación saludable para una persona con Diabetes incluye:

- Consumir una gran variedad de verduras y frutas de diferentes colores
- Comer varias porciones pequeñas a lo largo del día
- Limitar la cantidad de carbohidratos que comes
- Comer grasas más saludables
- Limitar el consumo del alcohol
- Comer menos alimentos salados e industrializados

Un nutriólogo (nutricionista) te ayuda a diseñar un plan de comidas específico para ti y adaptarlo según tus gustos y necesidades. En otras palabras, te diseña un traje a la medida.

Los planes de alimentación personalizados deben tener en cuenta tu peso, los medicamentos que estás tomando, estudios de laboratorio, estilo de vida y otros problemas de salud que puedas tener en ese momento.

Existen diferentes planes de alimentación que puedes probar si tienes Diabetes, los más recomendables son: la dieta DASH, la Dieta Mediterránea, el método del plato y el conteo de carbohidratos (también llamados hidratos de carbono o Carbos como nos referiremos a ellos en el resto del libro).

Por razones de simplicidad, en este libro nos enfocaremos en el método del plato por ser el más fácil de entender y aplicar.

Método del plato

El Método del plato es una manera súper fácil y efectiva para controlar tus niveles de glucosa y también puedes perder peso si así lo requieres.

¡Con este método, no necesitas ninguna herramienta especial!

El Método del Plato se basa en utilizar en cada una de las 3 comidas principales un plato de menos de 25 cm (9 pulgadas) de diámetro para mantener para poder estimar claramente el tamaño de las porciones.

Los platos se han vuelto más grandes con los años.

Saber cuál es el tamaño adecuado es muy sencillo, pon tu plato sobre una hoja tamaño carta y no debe sobrepasar la parte más angosta de la hoja.

Cómo servir tu plato con este Método

No apiles demasiada comida en cada sección.

Si la comida sobresale de tu plato, probablemente estás comiendo más calorías y Carbos de los que necesita tu cuerpo.

Sirve 1/2 plato con Verduras (Vegetales)

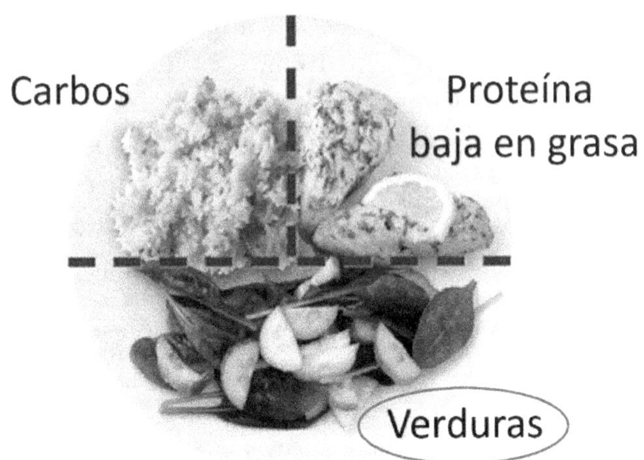

Las verduras están llenas de vitaminas, minerales, fitonutrientes y fibra, además tienen muy pocos Carbos.

En este punto es conveniente recordarte que los Carbos son los reponsables de aumentar tu glucosa en sangre y debemos comerlos de manera limitada.

La mayoría de los alimentos con Carbos se absorben en un tiempo promedio de entre 15 min y 2 horas, depende de la cantidad de fibra y grasa que tengan.

En el caso de las verduras tú puedes comerlas crudas, cocidas o guisadas. Particularmente te sugiero que la mayor parte del tiempo comas las verduras crudas y en ensaladas.

Aquí te enumero algunas de las principales razones:

- No elevan tu glucosa en sangre
- Podrás comer una mayor cantidad
- Te ayudarán a sentirte más satisfecho
- Tu consumo de vitaminas y fitonutrientes será mejor
- La cantidad de Carbos que tienen es muy baja (apenas 5 gramos por taza)

Si comes las verduras cocidas o guisadas, no está nada mal, siempre y cuando queden todavía firmes y ligeramente crujientes.

De esta manera el contenido de Carbos es ligeramente más alta que cuando están crudas. Media taza de verduras cocidas o guisadas contiene 5 gramos de Carbos.

NOTA: Si cueces demasiado tus verduras, una parte de la fibra que contienen se transformarán en Carbos y elevarán tu glucosa en sangre.

- *Lo mejor es dejarlas firmes o al dente.*
- *Si haces sopa de verduras, cocina una porción pequeña para uno o dos días solamente.*

Esta es una lista, en orden alfabético, de algunas de las verduras más populares:

-Acelga
-Alcachofa
-Apio
-Arvejas en vaina (tipo snow, sugar snap)
-Berenjena
-Brócoli
-Calabaza (de verano, calabacín, cushaw, crookneck)
-Cebolla
-Chayote
-Chile
-Col (bok choy, rizada, verde, morada)
-Coles de Bruselas
-Coliflor
-Colinabo
-Corazón de alcachofa

-Ejotes
-Espárragos
-Germinados de soya, trigo, alfalfa
-Hongos
-Jícama
-Jitomate
-Lechugas
-Maíz enano
-Nabo
-Nopal
-Okra o quimbombó
-Palmitos
-Pepino
-Pimientos
-Puerros
-Tomate Verde
-Zanahorias

En actualidad existen muchas formas deliciosas y diferentes de preparar tus verduras, ya sean crudas, en ensaladas con vinagretas exquisitas (y bajas en carbohidratos) o guisadas con condimentos como ajo, cebollas, jengibre, etc. que le darán un sabor inigualable.

Solo date una vuelta por Youtube y escribe en el buscador "recetas de" + el nombre de la verdura que quieras comer.

Evita las preparaciones de verduras con MANTEQUILLA, CREMA, QUESOS ó FRITOS.

Un poco de grasa saludable para preparar tus verduras como el aceite de oliva está muy bien, solo no te excedas de 2 cucharadas soperas.

Sirve 1/4 del plato con Carbos (Almidones)

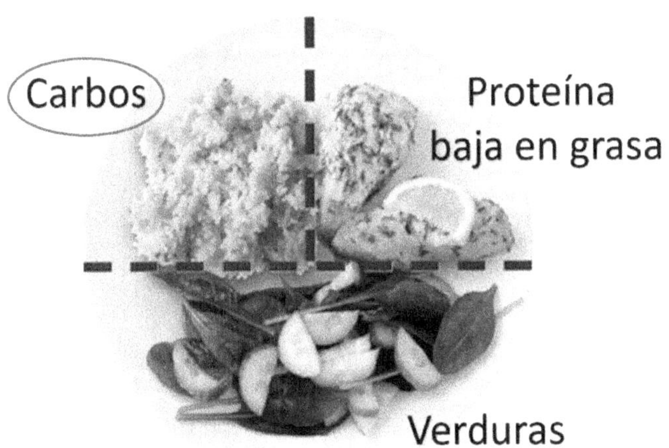

Aquí se encuentra el talón de Aquiles de casi todas las personas y muy probablemente tú también tienes una adicción a los alimentos con Carbos.

Los granos, panes, cereales, leguminosas (legumbres) son parte de esta sección.

Comer una cantidad pequeña en cada comida es bastante saludable, pero si comes más de lo necesario se elevarán tus niveles de glucosa en sangre como un cohete rumbo a la luna.

Las mejores opciones son los alimentos de grano integral, que tienen muchas vitaminas, minerales, fitonutrientes y fibra.

Evita a toda costa los alimentos hechos con harinas refinadas o harina blanca.

De todas estas opciones, selecciona solo 1 alimento en cada comida principal **SI TU META ES BAJAR DE PESO** o 2 alimentos **SI TU META ES MANTENERTE EN TU MISMO PESO Y SOLO CONTROLAR TU GLUCOSA.**

Grupo 1. Granos o fideos

Una porción varía según el tipo de grano, pero podíamos decir que **una porción promedio es 1/2 taza del grano ya cocido. Esta cantidad nos aporta 15 gramos de Carbos.**

Esta es una lista de algunos granos:

-Avena

-Cebada

-Arroz integral o salvaje

-Trigo seco triturado (bulgur)

-Fideos de grano integral

-Quinua

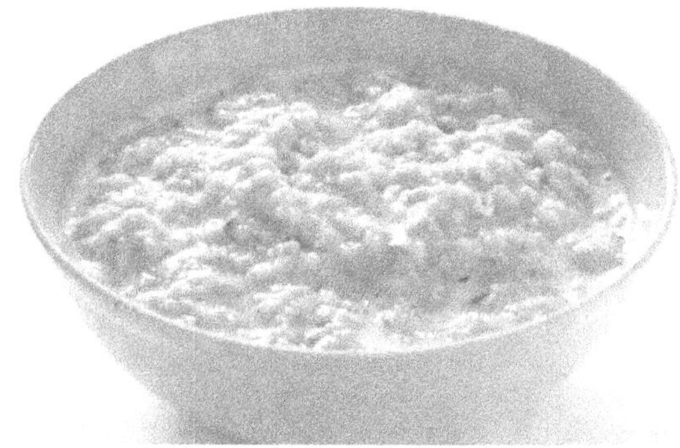

Ten muchísimo cuidado en este grupo, ya que la mayoría de las personas confunden algunos conceptos.

Te muestro 2 ejemplos:

- Al ser alimentos integrales (grano entero) asumen que no tienen Carbos y ¡claro que los tienen!
- Es cada vez más frecuente que se comercialicen postres/panes de avena (u otros granos) y te los venden como opciones "especiales para diabético" por no tener harina de trigo. Te recuerdo qué aunque efectivamente no contienen harina de trigo, están hechos con harina de avena que también tiene Carbos. Igualmente puedes comerlos con moderación.

NOTA: Con este grupo pasa el mismo proceso que las verduras, si las cueces demasiado la fibra que contienen se transformarán en Carbos y elevarán tu glucosa en sangre. Lo mejor es dejarlas firmes o al dente.

Grupo 2. Pan

Una sola porción de pan por lo general es una rebanada de aproximadamente 30 gramos (1 oz) y nos aportan 15 gramos de Carbos.

Los panes comerciales tienen la obligación de mostrar cuánto pesa cada rebanada en el empaque.

Sin embargo en los panes caseros o artesanales no tenemos ese dato. Para estos casos lo más conveniente es tener una báscula digital para cocina.

Estas son algunas de las opciones más saludables:

-Pan de grano integral de centeno (rye), integral de centeno (pumpernickel)

-Panecillo de trigo integral

-Hot cake o waffle de trigo integral de 10 cm de diámetro (4 pulgadas)

-½ Pan pita de trigo integral de 15 cm de diámetro (6 pulgadas)

-Tortilla de maíz de 15 cm de diámetro (6 pulgadas)

-Tortilla de trigo integral de 15 cm de diámetro (6 pulgadas)

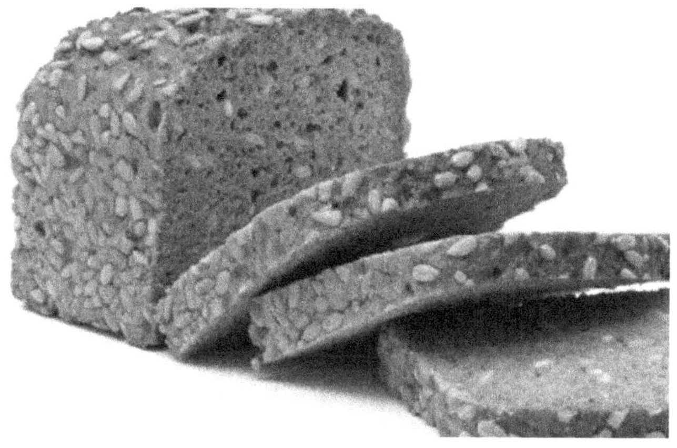

Grupo 3. Cereales para el desayuno

Cuando compres cereales para el desayuno, busca variedades sin azúcar, sin yogurth y sin frutos secos extra.

Una porción de cereales para el desayuno es de ¾ de taza y tiene 15 gramos de carbohidratos:

-Cereal de avena

-Cereal de salvado en palitos, trocitos, hojuelas (Bran)

- Cereal de trigo integral con forma de "o"
- Cereal de trigo triturado (Wheat)

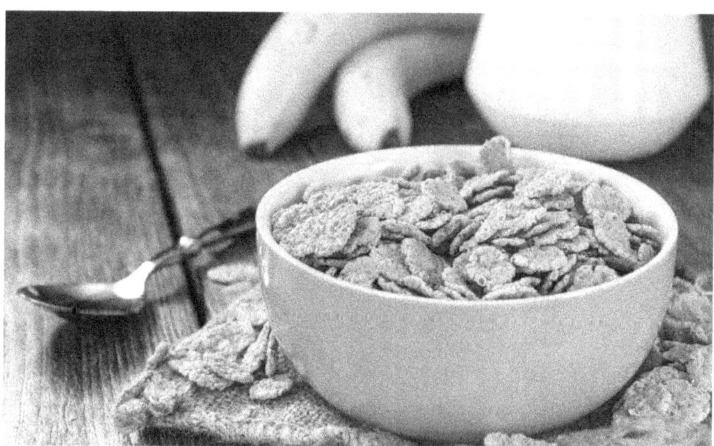

Grupo 4. Verduras y Tubérculos con Carbos

La porción de estas verduras y tubérculos con Carbos es de 1/2 taza ya cocidos. Nos aportan también 15 gramos de Carbos.

Estos son algunos vegetales con almidón:

- -Betabel (Remolacha)
- -Chícharos (Arvejas verdes)
- -Camote (Batata)
- - Nabo (Chirivía)
- - Elote o Maíz
- - Papa

Grupo 5. Leguminosas (Legumbres)

Estos alimentos nos aportan Carbos, proteína y fibra. Una porción es ½ taza de Leguminosas cocidas y tienen 15 gramos de Carbos digeribles.

Estas son leguminosas más comunes:

- -Habas
- -Garbanzos
- -Frijoles
- -Lentejas

Sirve 1/4 del plato con Proteínas bajas en Grasa

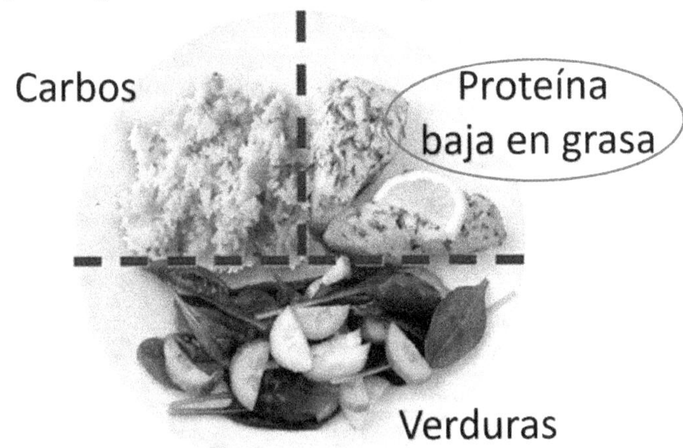

Definitivamente las proteínas bajas en grasa son un aliado para las personas con Diabetes por varios motivos:

- ✓ No elevan la glucosa en sangre
- ✓ Te van a dar saciedad
- ✓ Te ayudan a recuperar la masa magra perdida en los períodos en donde tu glucosa está descontrolada.

Esta parte del plato la podrás llenar con carne y otras fuentes de proteína, como huevos, pollo, quesos o pescado.

En el caso del huevo entero, todavía existe mucha controversia en el número de yemas que se deben consumir por semana, debido a su contenido en colesterol.

Si a ti te gusta comer huevo frecuentemente una cantidad segura son 4 huevos enteros por semana. Y si te agradan las claras, podrías comerlas diariamente, ya que son muy bajas en grasa, colesterol y ademán no contienen Carbos.

Es mejor que la carne de res, pollo o cerdo que comas sean cortes magros (sin grasa visible) y quesos bajos en grasa o con grasa reducida, así no tendrás tantos problemas con tu colesterol.

¿Cómo puedes saber fácilmente cuanto es una porción de carnes?

Si quieres comer un corte grueso de carne de res o cerdo, aves de corral o pescados, una porción es del tamaño de la palma de tu mano y si es un corte delgado entonces estamos hablando del contorno de la mano. Una porción es más que suficiente para una de tus 3 comidas principales.

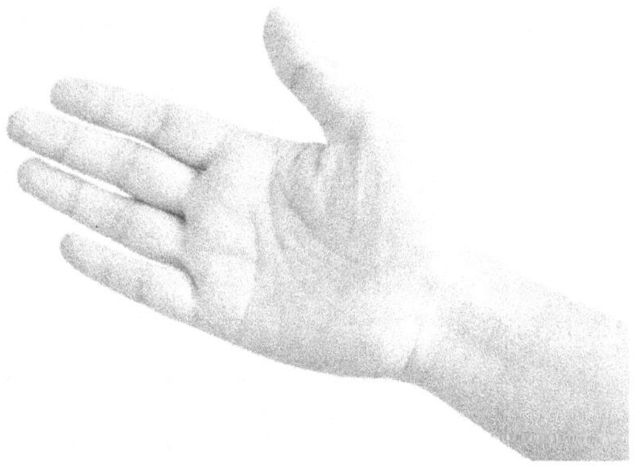

Estas son algunas de las principales opciones de proteínas:

-Carne de res	-Huevos (2 piezas).
Molida, 90% magra.	-Pavo (sin piel).
Cortes selectos como aguja, lomo,	-Pescado como caballa, salmón, trucha, atún.
	-Mariscos como

rabadilla.
Cortes magros como lomo y solomillo.
-Cerdo: costilla o chuleta, asado o pernil.
-Claras de huevo (4 piezas).

cangrejo y camarones.
-Queso bajo en grasa.
-Requesón o ricotta (1/2 taza).
-Tofu.

Es mejor que elimines la grasa visible antes de preparar tu proteína y por más que se te antoje no te comas la piel del pollo o pavo.

Las leguminosas como ya lo comenté anteriormente tienen un excelente aporte de proteínas vegetales, sin embargo, también tienen una cantidad elevada de Carbos.

Si tu quieres cambiar las proteínas animales por proteínas vegetales, lo puedes hacer las veces que quieras. La cantidad sugerida para igualar una porción de proteínas animales son 2 o 3 porciones de leguminosas, pero el día que lo hagas no debes comer ningún otro alimento con Carbos (Almidones) para mantener el control de tu glucosa en sangre.

Si eres de los que le gusta cenar ligero o de los que nunca se hacen el tiempo para desayunar existen algunas opciones de proteínas en polvo que puedes utilizar para hacer algunos batidos.

De las opciones que más te recomiendo son Proteína de Suero de Leche (Whey Protein), Proteína de Soya o Proteínas Veganas.

Si vas a consumirlas, busca opciones **SIN CARBOS**, una porción puede ser 1 o 2 medidas del polvo (según la marca) y te aportarán entre 22 y 25 g de proteínas. Para prepararlas solo hay que mezclarlas con 250 a 350 ml de agua al tiempo.

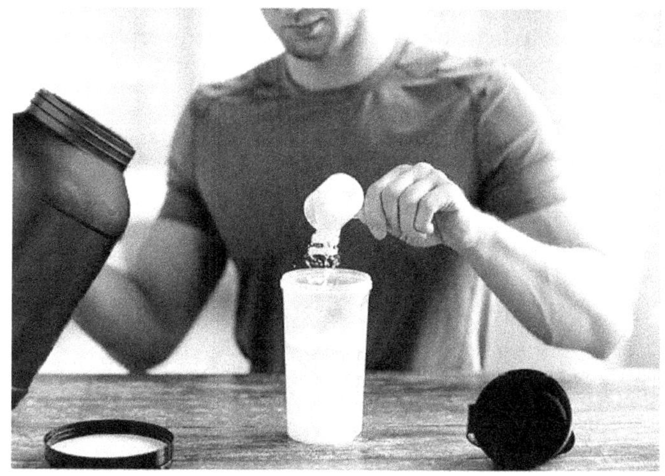

Si te gusta la Proteína de suero de leche, puede ser un bueno aliado ya que te ayudará a mejorar tus concentraciones de antioxidantes (Glutation) y a mejorar tu sistema de defensas.

Hay evidencia científica que nos muestra que aquellas personas que toman proteína de suero de leche por las noches, presentan un mejor perfil de glucosa por las mañanas.

Las proteínas de soya, son bastante benéficas para aquellas personas con Diabetes que inician con un deterioro en la funcionalidad del riñón.

Algunos estudios han demostrado que al consumir este tipo de proteínas de soya en la dieta, tiran menos proteínas por la orina.

NOTA: *Si además de Diabetes, también tienes Hipotiroidismo y tomas Levotiroxina, no debes de tomar proteína de soya, ya que bloquea la absorción de la Levotiroxina.*

Los polvos de proteína vegana, usan una variedad de alimentos como soya, chícharo, nueces, arroz, papa o cáñamo.

Los batidos a base de proteína vegana pueden ser adecuados para personas con alergia a las proteínas de la leche o que no consumen alimentos de origen animal.

Los sabores tradicionales son Vainilla, Fresa y Chocolate, aunque cada vez hay más y mejores sabores como cookies and cream, moka, capuccino, etc.

Particularmente no uso ni recomiendo la Caseína como suplemento de proteína por ser más difícil de digerir, además favorece la inflamación de bajo grado.

Estas proteínas en polvo pueden ser un <u>sustituto</u> de los alimentos con proteínas en tu alimentación. NO TE RECOMIENDO que los consumas ambos en el mismo tiempo de comida, ya que consumir proteínas en exceso acelera tu disfunción del riñón.

Fruta

No sé si a ti te gusten las frutas, a mi me encantan porque son son deliciosas y están llenas de vitaminas, minerales, fitonutrientes y fibra, solo hay un ligero inconveniente: también contienen Carbos.

No hay porqué tenerle miedo a las frutas, son buenísimas para tu salud y con el Método del Plato para la Diabetes, se sirven como un acompañamiento.

Ninguna fruta debe ser prohibida para una persona con Diabetes, pero hay 2 reglas que debes de cumplir:

1. No te excedas con las porciones que comes.
2. No las tomes en jugos

Cuatro porciones al día son más que suficientes. Come diferentes frutas de distintos colores (ya cámbiale al plátano y a la manzana por favor).

La gama básica de colores para frutas y verduras son 5:

1. Verde
2. Blanco
3. Rojo
4. Amarillo-naranja
5. Azul-morado.

Estos 5 colores provenientes de diferentes frutas y verduras nos aportan sustancias benéficas conocidas como *fitonutrientes* que tienen potentes efectos tanto antiinflamatorios como antioxidantes.

El tamaño promedio de una porción de fruta es una pieza mediana del tamaño de una pelota de baseball (manzana) o 1 taza de 240 ml de fruta picada (sandía).

Este tamaño de porción de fruta fresca contiene aproximadamente 15 gramos de Carbos cada una:

-Albaricoques	-Melón
-Arándanos	-Naranja
-Cerezas	-Pera
-Durazno	-Piña o ananá
-Frambuesas	-Plátano
-Fresas	-Sandía
-Guayaba	-Toronja
-Manzana	-Uvas

Leche y Yoguth

Estos alimentos son buenas fuentes de calcio, proteína y Carbos. Lo mejor es tomar opciones descremadas o reducidas en grasa.

Una porción de leche y yogurth es 1 taza y tienen 12 gramos de carbohidratos.

-Leche sin grasa o con poca grasa (1%)
-Leche industrializada de soya sabor natural
-Yogur con sabor natural
-Yogur griego con sabor natural

En la actualidad existe mucha controversia con respecto al consumo de la leche debido a la alimentación de las vacas o al uso de hormonas para aumentar su producción de leche, entre muchas otras cosas, la realidad es que todavía sigue siendo saludable consumir 1 o 2 porciones máximo al día.

También existen otras opciones que no son propiamente leche por ser de origen vegetal, su consumo es cada vez más popular entre las personas con y sin Diabetes.

Ejemplo de esto son la "leche" de coco, almendras, alpiste, nueces, arroz, etc.

Su sabor muy agradable y puede ser una opción para aquellas personas que no les gusta la leche (como es mi caso), no quieren tomar leche de vaca o que tienen intolerancia a la lactosa.

Hay algunos puntos a considerar cuando consumimos estas "leches" de origen vegetal.

1. El contenido de proteína es mucho más bajo.
2. El contenido de calcio es menor.
3. No contienen vitamina D.
4. El contenido de carbohidratos totales es más alto en algunos casos.

Las que yo consumo y recomiendo por su contenido bajo en carbohidratos es la "leche" de coco industrializada y la "leche" de almendras preparada en casa.

Si tienes curiosidad por probar ésta última, te dejo un enlace a continuación, en donde puedes ver en video como se realiza paso a paso:

http://tiny.cc/LechedeAlmendras

Grasas

Con el Método del Plato para la Diabetes utilizamos solo grasas saludables para cocinar o para aderezar los alimentos.

Estos alimentos de este grupo no tienen Carbos.

Una porción de estos alimentos contiene aproximadamente 5 gramos de grasa.

-Aceite de Oliva (1 cucharadita)

-Aceitunas Negras (8 piezas)

-Aceitunas Verdes (10

Nueces:

-Almendras (6 nueces)

-de Brasil (2 nueces)

-Anacardos o marañones (cashews) (6 nueces)

piezas)
-Aguacate mediano (1/4 de pieza)
-Leche de almendras, sin endulzar (1 taza)
-Mantequilla de cacahuate (Maní) o de almendras (1 y 1/2 cucharada)

-Macadamias (3 nueces)
-Maní o cacahuate (10 piezas)
-Pacanas (4 mitades)
-Pistachos (16 nueces)

Colaciones o Snacks entre comidas

En caso de que te de hambre entre comidas puedes comer opciones de alimentos que no aporten carbohidratos o que nos aporten una cantidad muy pequeña.

Para esto sugerimos utilizar los siguientes grupos de alimentos: Verduras, proteínas y grasas.

Puede ser algo tan sencillo como:
- ✓ unos bastones de zanahoria, o de apio.
- ✓ 8 mitades de nueces pacanas
- ✓ 1 taza de yogur griego

O si tienes antojo de comer algo ligeramente más elaborado, puedes armar tus propias combinaciones con esos mismos grupos de alimentos, como una ensalada capresse que es ligera, tiene un sabor increíble y te va a dejar bastante satisfecho.

Los ingredientes para una ensalada capresse son:
- ✓ 2 jitomates rebanados (Verdura),
- ✓ Queso panela o mozzarela fresco bajo en grasa (Proteína),
- ✓ 1 cucharadita de aceite de oliva (Grasa),
- ✓ Vinagre balsámico,
- ✓ Ajo en polvo,
- ✓ Un poco de sal de grano,
- ✓ Orégano y albahaca al gusto.

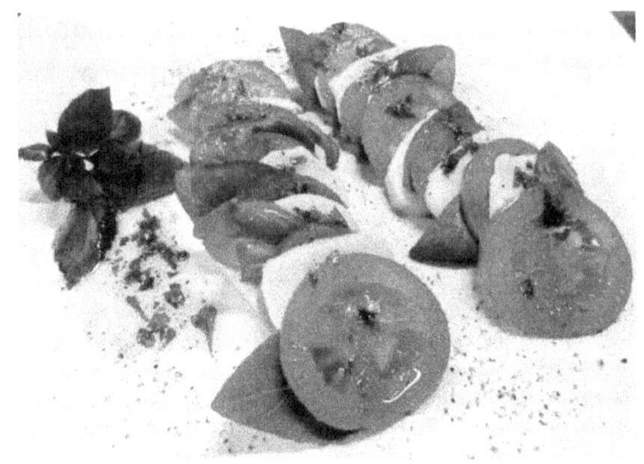

Diferencia entre reducir el consumo de Sal y Sodio

Tener Diabetes no significa que debas de dejar de comer sal de mesa, puedes hacerlo en cantidades moderadas. La sal es la principal fuente de Yodo en la alimentación, despúes del pescado y las algas marinas.

El Yodo es indispensable para que se produzcan las hormonas tiroideas y funcione adecuadamente tu Tiroides.

Así que mientras no te pases de media cucharadita cafetera al día de sal de mesa, todo está en orden.

Muchos médicos limitan el consumo de sal de mesa a las personas con Diabetes debido a que contiene sodio y éste favorece la retención de líquidos, así como la hipertensión arterial (presión alta).

Sin embargo, existen muchos alimentos y condimentos industrializados que contienen cantidades mucho más elevadas de sodio que la misma sal y estos pasan completamente inadvertidos.

Por lo tanto, si tu limitas el consumo de estos alimentos altos en sodio, puedes incluir un poco de sal en tu alimentación cotidiana.

Esta es una lista de algunos de los alimentos y condimentos altos en sodio que debes eliminar en tu alimentación:

- Alimentos procesados como comidas preparadas y comidas para llevar.
- Carnes saladas y embutidos

- Snacks salados como papas fritas, palomitas de microondas, cacahuates salados, pretzels, etc.
- Sazonadores como cubos de carne, caldo de pollo en polvo, salsa de soya, sal de ajo, sal de cebolla.
- Quesos salados
- Ketchup
- Pepinillos encurtidos
- Verduras enlatadas
- Sopas enlatadas, envasadas e instantáneas
- Aderezos comerciales para ensaladas

Si, ya sé que me vas a decir que entonces como vas a sazonar tus alimentos.

No te preocupes, hay una extensa lista de hierbas finas que realzarán el sabor de tu comida sin aportar ni una sola pizca de sodio extra.

Aquí te pongo algunos ejemplos:

Ajo	Eneldo	Mostaza
Ajonjolí	Estragón	Orégano
(Sésamo)	Epazote	Perejil
Albahaca	Jengibre	Pimienta
Canela	Laurel	Pimiento
Cebolla	Limón	Romero
Chile (Ají)	Mejorana	Salvia
Curri	Menta	Tomillo

Recuerda lo importante que es limitar el sodio en tu alimentación para que puedas incluir un poco de sal en tus alimentos.

Endulzantes con Calorías

El término edulcorante equivale a endulzante, "lo que endulza". Se le da el nombre de edulcorantes a las sustancias que son capaces de despertar esa sensación que nuestra mente califica como "dulce".

Los endulzantes calóricos, se llaman así porque aportan calorías al organismo, normalmente proporcionan 4 Kcal por gramo. Son considerados una fuente de energía rápida y los podemos encontrar solos o añadidos a diferentes alimentos.

Los edulcorantes calóricos han sido usados como complemento de platillos, potencializando su sabor de manera agradable; sin embargo su consumo en exceso, te ocasionarán una elevación en tus niveles de glucosa en sangre y tarde o temprano tus triglicéridos y colesterol también.

Entre los más comunes de estos edulcorantes se encuentran los siguientes:

Azúcar de Caña (Sacarosa)

La sacarosa es uno de los azúcares más dulces, y está formado por 2 moléculas de Carbos: Glucosa y Fructosa. Una cucharadita cafetera de azúcar te aporta 5 gr de Carbos.

Jarabe de Maíz, Melaza, Dextrosa, Glucosa o Maltosa

No hay evidencia de que los alimentos endulzados con estos edulcorantes te den algún beneficio sobre los alimentos endulzados con azúcar de caña para controlar tu Diabetes. Una cucharadita cafetera de estos edulcorantes también te va a aportar 5 gr de Carbos.

Fructosa y Miel

La Fructosa la encuentras en frutas y miel, endulza el doble que el azúcar de caña. Aunque la Fructosa en los alimentos produce un aumento leve en las concentraciones de glucosa en sangre que la mayoría de los alimentos con Carbos, no se debe consumir en cantidades elevadas, debido a que aumentan las concentraciones de triglicéridos en sangre y estos a su vez disminuyen las concentraciones del colesterol bueno (HDL).

Por tal motivo debes comer las frutas y no beberlas en jugos. Tampoco es conveniente que uses de manera regular la Fructosa como edulcorante para endulzar bebidas o alimentos.

Polioles (Alcoholes de Azúcar)

Los alcoholes del azúcar son Sorbitol y Xilitol. Producen una respuesta glucémica menor que la sacarosa o la glucosa.

Se utilizan generalmente en dulces y caramelos "para diabético", si alguna vez los has comido te tengo una mala noticia, el 50% del contenido de sorbitol y xilitol se convierten en glucosa y aumentan tu glucosa en sangre.

También tienen otro efecto secundario, son como un imán para los líquidos intestinales, así que si comes demasiados de estos pueden generarte diarrea.

Endulzantes No Calóricos

Las agencias de salud como la Asociación Americana de Diabetes, continúan afirmando que los endulzantes artificiales son seguros en las cantidades que son consumidas usualmente.

Estos son algunos de los principales endulzantes no calóricos:

Acesulfame K *(Sweet one).* Es 200 veces más dulce que el azúcar de caña.

Aspartame *(Equal / NutraSweet).* Es 180 veces más dulce que el azúcar. Contiene Fenilalanina, no puede ser utilizado por fenilcetonuricos. Equal contiene Aspartame, dextrosa y maltodextrinas.

Neotame. Es 6,000 veces más dulce que el azúcar, es similar al aspartame, pero sin fenilalanina.

Sacarina *(Sweet'N Low).* Es 300 a 400 veces más dulce que el azúcar, deja un sabor un poco amargo.

Sucralosa *(Splenda).* Es 600 veces más dulce que el azúcar.

Estevia *(PureVia): Estevia rebudiada* es una planta selvática nativa de Paraguay, donde era utilizada por los nativos como medicina curativa. La planta de estevia produce en las hojas un edulcorante natural y es 300 veces más dulce que el azúcar. No contiene calorías, además, las hojas pueden utilizarse en su estado natural para endulzar. En estudios, ha mostrado tener efectos antihipertensivos, así como reducir la resistencia a la insulina en humanos.

Hasta el momento la mejor opción en cuanto a endulzantes no calóricos es Stevia. No quiero sonar a una de esas teorías conspiradoras, pero en mi opinión, creo que hay muchos intereses económicos de por medio, por lo cual la FDA tardará muchos años en aprobar el uso de Estevia.

Incluso la Academia de Nutrición y Dietética en Estados Unidos afirma que un adulto de 70 kg puede tomar diariamente de forma "segura" 17 latas de refresco (soda) de dieta o 97 sobrecitos de aspartame, y no serán afectados de manera adversa.

Sin embargo, algunos estudios muestran lo contrario:
- El consumo de aspartame está relacionado con las personas que padecen obesidad y tienen una mayor intolerancia a la glucosa
- Beber un refresco (soda) de dieta endulzada con aspartame diariamente aumenta el riesgo de desarrollar Diabetes tipo 2 en un 67 %, y de síndrome metabólico en un 36 %
- El aspartame puede llegar a ser más tóxico cuando es expuesto al calor, esto puede ocurrir cuando las bebidas de dieta son almacenadas a altas temperaturas.

Se ha demostrado también que usar este tipo de edulcorantes como Aspartame, Acesulfame K y Sacarina a pesar de no aportar Carbos ni calorías, aumentan las concentraciones de glucosa en sangre, esto debido a que agreden directamente a las bacterias que habitan en el intestino, generando inflamación y liberando sustancias que inducen a la resistencia a la insulina.

Vitaminas y Suplementos Nutricionales

No hay suficientes pruebas científicas hasta el momento que sugieran que algún suplemento dietético ayude a prevenir o a revertir la Diabetes.

Lo que si hay es suficiente información de como algunos micronutrientes pueden ayudar a:

- Mejorar tus glucemias
- Mejorar la neuropatía
- Proteger a las paredes de los vasos sanguíneos
- Reducir el estrés oxidativo
- Reducir la inflamación ocasionada por tu Diabetes.

Para no hacer este libro demasiado extenso, solo mencionaremos de manera breve algunos de los principales micronutrientes que pueden beneficiarte.

Multivitamínicos con Multiminerales

Según las pautas dietéticas más recientes para los estadounidenses, muchas personas consumen más calorías de las que necesitan, sin ingerir cantidades adecuadas de varios micronutrientes. Dichas pautas nos muestran que existen varios micronutrientes que no alcanzamos a cubrir mínimo que nuestro cuerpo necesita para funcionar eficientemente. Algunos de estos nutrientes son:

- Calcio, potasio, fibra, magnesio, carotenoides, vitamina C y E (para adultos)
- Vitamina B-12, ácido fólico y vitaminas E y D (para grupos de población específicos).

Posiblemente te encuentres pensando que esas deficiencias de micronutrientes en los estadounidenses es porqué llevan una alimentación basada en comida rápida y alimentos industrializados, pero también te muestro un ejemplo de un país Latino.

En las guías alimentarias y de actividad física publicado por la academia nacional de medicina de México menciona que a pesar de que en el país existe una gran cantidad de frutas y verduras la mayor parte del año, se consumen poco. Por lo que una gran cantidad de la población mexicana tiene deficiencias de vitaminas C y D, así como deficiencias de algunos minerales como el potasio, magnesio, calcio, hierro y zinc entre otros.

Diversas publicaciones han mostrado que la ausencia de estos micronutrientes pueden ser cubiertas con un multivitamínico con multiminerales. Incluso la Pirámide de alimentación saludable de la Escuela de Salud Pública de Harvard recomienda el consumo de un multivitamínico completo + un suplemento de Vitamina D diariamente para la población general.

En el caso de las personas con Diabetes, también se han observado beneficios al consumir multivitamínicos con multiminerales diarios sobre el control de la glucemia en ayunas, después de comer, así como en las concentraciones de hemoglobina glucosilada.

Si ya estás pensando en tomar algún multivitamínico, mi recomendación es que no te guíes por el precio solamente, sino por los beneficios, ya que no todos son iguales.

Existen miles de marcas de multivitamínicos en el mercado y la mayoría solo se enfocan en cubrir el 100% de los requerimientos diarios de vitaminas y minerales, sin embargo eso no garantiza que sean absorbidos adecuadamente esos micronutrientes.

De hecho la mayoría de los multivitamínicos comerciales para abaratar costos y aumentar su margen de ganancia, utilizan formas de vitaminas de baja potencia o compuestos minerales no se absorben adecuadamente.

Los siguientes lineamientos te pueden ayudar a que tengas una mejor idea de cuáles son los multivitamínicos de mejor calidad y con mayores posibilidades de absorción:

1.	Consume tus multivitamínicos inmediatamente después de comer.

2.	Revisa que la forma de la vitamina E sea como dl-alfa tocoferol.

3.	Asegura que la forma de vitamina A sea una combinación de carotenoides + Retinol.

4.	Busca suplementos en donde la forma de los minerales sea quelado (o quelatado) para que no compitan por su absorción, principalmente el calcio, magnesio y zinc.

5.	Revisa si las tabletas que tomas se puedan disolver al mezclarlas con agua en un período menor a 30 minutos. Si no se disuelven el porcentaje de absorción de ese multivitamínico es bajo.

6.	Para que sea un multivitamínico completo y con mayores beneficios asegúrate que incluyan fitonutrientes con efectos antioxidantes y antiinflamatorios como: Curcumina, Rutina, Hesperidina, Resveratrol, Licopeno, etc.

Para muchas personas tomar un multivitamínico diariamente puede ser suficiente para observar beneficios después de 3 a 6 meses, otras posiblemente obtengan mayores ventajas al integrar además otros componentes nutricionales adicionales, a continuación te platico de algunos de ellos.

Omega 3 (EPA/DHA)

Existen varios mecanismos a través de los cuales los omega 3 de origen marino actúan en la célula. Uno de ellos es mejorando la sensibilidad en personas con resistencia a la insulina.

Otro efecto es el antiinflamatorio; cuando una persona tiene sobrepeso u obesidad, el tamaño de los depósitos de grasa se hacen cada vez más grandes y estos depósitos producen sustancias que favorecen la inflamación generalizada de bajo grado, los omega 3 (EPA/DHA) ayudan a mantener controlada dicha inflamación en todos los órganos.

Los omega 3 también ayudan a mantener nuestro corazón saludable, a mantener nuestro cerebro sano, mejoran la memoria, favorecen la construcción de la masa muscular, así como la pérdida de masa grasa. Si comes pescados grasos como el salmón, sardinas o atún fresco 3 veces por semana no es necesario suplementar, de otra manera puedes notar grandes beneficios al consumir suplementos de omega 3 de origen marino.

Las principales ventajas de la suplementación con DHA y EPA en personas con Diabetes son mejoría de parámetros metabólicos como la glucosa, insulina, y triglicéridos en sangre, además de lo ya mencionado.

Ácido Alfa Lipoico

El ácido alfa lipoico es un antioxidante que actúa en medios lipídicos y acuosos, lo cual significa que neutraliza a los radicales libres.

Se encuentra dentro de cada célula del cuerpo, donde ayuda a generar la energía que nos mantiene vivos y funcionando.

El ácido alfa lipoico es una parte clave de la maquinaria metabólica que transforma la glucosa (azúcar en la sangre) en energía para las necesidades del cuerpo.

Biotina

La biotina es una vitamina del complejo B soluble en agua, que desempeña una función importante al metabolizar la energía.

La biotina ayuda las enzimas a metabolizar las grasas y las proteínas.

La deficiencia de biotina empeora la utilización de glucosa en pacientes con y sin Diabetes.

Una parte importante de la Biotina que requerimos se produce a nivel intestinal por efecto de las bacterias que ahí habitan.

Cromo

El cromo es un mineral que el cuerpo necesita en cantidades muy pequeñas, pero tiene una función significativa en la nutrición humana.

La función más importante del cromo en el cuerpo es ayudar a regular la cantidad de glucosa (azúcar) en la sangre.

Magnesio

El magnesio es un nutriente que el cuerpo necesita para mantenerse sano.

Regula entre otras cosas la función de los músculos y el sistema nervioso, los niveles de azúcar en la sangre, y la presión sanguínea.

Además, ayuda a formar proteína, masa ósea y ADN (el material genético presente en las células).

Vitamina B12

La vitamina B 12 es necesaria para la actividad normal de las células nerviosas.

Funciona junto con el ácido fólico y la vitamina B6 para disminuir los niveles sanguíneos de homocisteína, un compuesto en la sangre que podría contribuir a desarrollar enfermedad cardíaca.

La deficiencia en personas con Diabetes es muy común debido al consumo crónico de **Metformina**.

La deficiencia de vitamina B12 daña la vaina de mielina (una capa grasa) que cubre a los nervios craneales, espinales y periféricos empeorando la neuropatía diabética.

Si estás interesado en conocer más sobre cuales micronutrientes te pueden ayudar al control de tu Diabetes y lo más importante en que dosis tomarlos, te invito a mi curso en línea el cual podrás tener acceso ilimitado y así revisar la información las veces que tú lo necesites.

Encontrarás más información sobre este y otros cursos en mi blog: **www.RodoGuajardo.com/Blog**

Paso 6. Actívate hoy mismo

"El ejercicio físico te da Salud, el ejercicio mental te da Riqueza, la pereza DESTRUYE ambas"
Bruce Lee

Si realmente quieres controlar tu glucosa y vencer a la Diabetes hacerte el hábito de ejercitarte diariamente es una de las herramientas más poderosas.

Levántate ya de ese sillón y empieza a buscar el calzado deportivo que compraste hace 2 años, póntelos y termina de leer este capítulo.

Destinar diariamente 30 a 60 minutos para que hagas actividad física es importante para el control de los niveles de glucosa en la sangre y para mantenerse saludable.

Deja de pensar que no tienes tiempo, esos son solo pretextos que pone la vocecita que vive en tu cabeza para seguir viendo Netflix.

La actividad física tiene va a traer muchos beneficios:

- Mejora tus niveles de glucosa en la sangre.
- Baja tu presión arterial.
- Mejora la circulación de la sangre.
- Quemas calorías adicionales para que pueda mantener su peso controlado.
- Vas a estar de mejor ánimo.
- Te ayuda a que puedas dormir mejor

Casi cualquier tipo de actividad física puede ayudarte.

Algunos pueden resultar peligrosos para personas que ya tengan complicaciones de la Diabetes, como problemas con la vista o lesiones en los pies.

Si tienes meses o incluso años sin hacer ejercicio o si estás iniciando con una actividad física nueva, puedes empezar haciendo tan solo 5 a 10 minutos al día.

Pequeñas cantidades de actividad física también puede ayudar. Poco a poco ve aumentando el tiempo de ejercicio cada día.

Si este es tu caso, te sugiero que inicies con 10 minutos diarios de caminata durante la primera semana y ve aumentando 5 minutos diarios cada semana, hasta llegar a 30 minutos diarios como se muestra en la siguiente tabla:

Semana 1	10 minutos al día
Semana 2	15 minutos al día
Semana 3	20 minutos al día
Semana 4	25 minutos al día
Semana 5	30 minutos al día

Te recomiendo que incorpores este nuevo hábito de hacer 30 minutos de actividad física 5 veces por semana de por vida.

Si alguna vez se te complica hacerlo diariamente, puedes ponerte esta otra meta: realizar 150 minutos de alguna actividad aeróbica moderada a intensa cada semana, repartidas al menos en 3 días de la semana (50 minutos por día). No debes pasarte de 2 días consecutivos sin actividad.

Eso está muy bien para empezar, pero lo más recomendable es que combines 2 tipos de ejercicio diariamente: 30 minutos de ejercicios cardiovasculares diariamente, más otros 30 minutos de ejercicios de resistencia o de flexibilidad.

__NOTA:__ Si tienes más de 5 años ya diagnosticado con Diabetes y tu glucosa ha estado descontrolada la mayor parte del tiempo, es indispensable que antes de empezar con planes de hacer ejercicio te realices una prueba de esfuerzo. Un especialista te sugerirá que tanta actividad puede tolerar tu corazón durante el ejercicio.

Ejercicios Cardiovasculares

Si te aburres de caminar o quieres cambiar de actividad cardiovascular, aquí te muestro algunos ejemplos de otros tipos de ejercicio de moderada o elevada intensidad que también podrías realizar:

Como puedes observar, estos ejercicios están completamente enfocados en aumentar tus latidos del

Actividad física moderada

Va a implicarte un esfuerzo moderado, te va a acelerar de forma perceptible el ritmo cardiaco.

Ejemplos:

-Caminar a paso rápido
-Bailar ritmos latinos
-Hacer tareas domésticas activamente
-Participar activamente en juegos y deportes con niños
-Pasear animales domésticos

Actividad física intensa

Te va a requerir un mayor esfuerzo y te va a provocar una respiración rápida y un aumento significativo del ritmo cardiaco.

Ejemplos:

-Caminar a paso rápido por una ladera
-Rodar rápido en bicicleta
-Zumba
-Natación rápida
-Fútbol, voleibol, baloncesto, beisbol, etc.

corazón.

Ejercicios de Resistencia

Un ejercicio de resistencia es cualquier ejercicio que pone a tus músculos, articulaciones y los tejidos circundantes bajo esfuerzo de alta intensidad y corta duración, generando contracciones de grandes grupos musculares.

Este tipo de ejercicios se realizan principalmente en un gimnasio. Si te vas a inscribir en uno, busca alguno en donde los entrenadores o coaches estén certificados, ellos te sugerirán que rutina de ejercicios es la más conveniente para ti, dependiendo de tu edad, peso, resistencia y condición física.

No olvides comentarle a tu entrenador que tienes Diabetes y que estás siguiendo un plan de alimentación para el control de la glucosa.

También puedes empezar con algún aparato o pesas que tengas en casa.

Los beneficios inmediatos que vas a observar al hacer estos ejercicios es un aumento de tu masa muscular, fuerza y resistencia muscular.

Por razones de simplicidad, en este libro vamos a mencionar solo 3 de los principales ejercicios de resistencia:

Máquinas de Cable y Polea:
Las máquinas de cable y la polea son herramientas comunes en el gimnasio y se pueden utilizar para una variedad de ejercicios de resistencia.

En este video podrás observar algunos de los principales pros y contras de hacer ejercicios con máquinas y con pesas libres.

http://tiny.cc/DiabetesyGym

Levantamiento del cuerpo
El levantamiento de cuerpo es una de las más antiguas formas de ejercicio.

Utilizas tu propio peso como resistencia contra la gravedad y no necesitas mucho equipo, espacio o preparación.

Los ejemplos más comunes de este tipo de ejercicios son:

- Lagartijas (flexiones de brazos)
- Sentadillas
- Desplantes (estocadas)
- Abdominales

- Saltos.

Pesas Libres

Las pesas libres son el ejercicio de resistencia más común que hay. Se utilizan instrumentos como mancuernas, pesas rusas, balones medicinales y barras de diferentes pesos, recuerda iniciar siempre con los más livianos.

Realizar ejercicios de resistencia aumentará las contracciones de tus fibras musculares, lo que te ayudará a reducir la resistencia a la insulina y por lo tanto tus niveles de glucosa en sangre van a mejorar muchísimo.

Si ya estás decidido a empezar con los ejercicios de resistencia, lo mejor es que realices los primeros meses solo 2 o 3 sesiones por semana. No los hagas en días consecutivos, ya que podrías presentar hipoglucemias.

Ejercicios de Flexibilidad y equilibrio.

Además de ayudarte a manejar el estrés, tanto la Yoga como el Tai Chi te calmarán el sistema nervioso, optimizan la circulación, aumentan el tono muscular, mejoran el equilibrio.

Al igual que otros tipos de actividad física, aumentan la sensibilidad a la insulina y el control de la glucosa.

Puedes hacer este tipo de ejercicios de 2 a 3 veces por semana.

Los adultos mayores pueden combinar los ejercicios de cardio con Yoga o Tai Chi si no desean hacer ejercicios de resistencia.

Despégate del Sillón

Independientemente de la cantidad de ejercicio que realices diariamente, debes reducir la cantidad de tiempo que pasas sentado o en reposo.

Cuando pasas varias horas sentado o descansando, se aumenta el riesgo de formar coágulos, lo cual empeora tu circulación en tus pies y piernas.

Debes pararte del sillón cada 30 minutos. Basta con hacer una caminata de unos cuantos pasos para reducir este riesgo y mejorar tu glucosa en sangre.

Paso 7. Aléjate de las complicaciones

"No es caer lo que te hace hundirte, es permanecer ahí"
Anthony de Mello

Es posible que te preguntes cómo la Diabetes puede causar problemas en tantas partes del cuerpo. La razón es que la enfermedad daña los nervios y los vasos sanguíneos, y estos se encuentran en todo el cuerpo.

Las complicaciones de la Diabetes se dividen en tres categorías generales:

1. Daños en los nervios *(Neuropatía)*

Tú tienes una red de nervios que corren por todo tu cuerpo, que conecta el cerebro con tus músculos, piel y todos los órganos. A través de estos nervios, el cerebro percibe el dolor, controla los músculos y lleva a cabo tareas como la respiración y la digestión.

Los niveles elevados de glucosa en la sangre *(hiperglucemia)* pueden dañar estos delicados nervios.

La hiperglucemia daña los nervios sensoriales de las piernas. Es común tener una sensación de hormigueo, entumecimiento, dolor o combinación de todas estas.

Algunas personas pueden presentar un dolor tipo ardoroso que aparece y desaparece. Otros tienen un dolor intenso o molesto que se presenta durante las noches.

Los síntomas empiezan muy frecuentemente desde la punta de los dedos de los pies o de las manos hacia arriba.

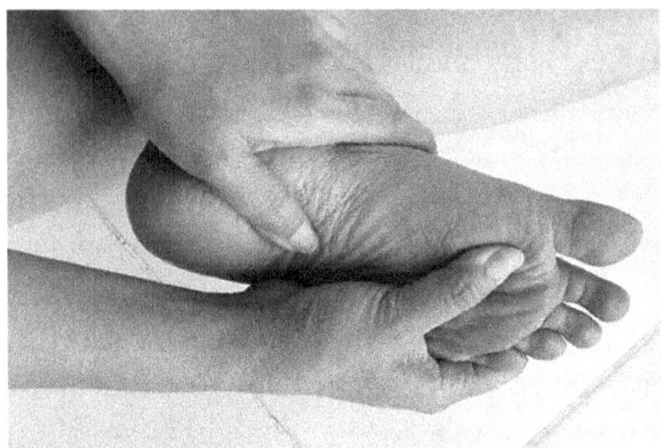

Si has perdido la sensibilidad en los pies <u>debes revisarlos todos los días</u>, si no lo haces es probable que no te des cuenta cuando tengas una herida abierta (úlcera) y ésta puede infectarse. A esto se le conoce con el nombre de Pie Diabético.

Las úlceras infectadas en pacientes con Diabetes es la causa principal de amputaciones.

La neuropatía diabética también puede causar problemas en el sistema digestivo, el corazón y en los órganos sexuales.

2. Daños a grandes vasos sanguíneos (*Enfermedad Macrovascular*)

La hiperglucemia provoca el endurecimiento de las arterias (*Arterosclerosis*), ocasionando daño estructural en las arterias principales que llevan la sangre al corazón o al cerebro.

El exceso de glucosa en la sangre aumenta muchísimo el riesgo de desarrollar enfermedades cardiovasculares como:

- Angina de Pecho (Dolor en el pecho)
- Ataque al corazón
- Embolia (Enfermedad vascular cerebral)
- Presión Alta
- Mala circulación en las arterias que irrigan las piernas y el cerebro (Enfermedad Vascular Periférica).

En sus etapas tempranas, la enfermedad cardiaca casi no tiene síntomas.

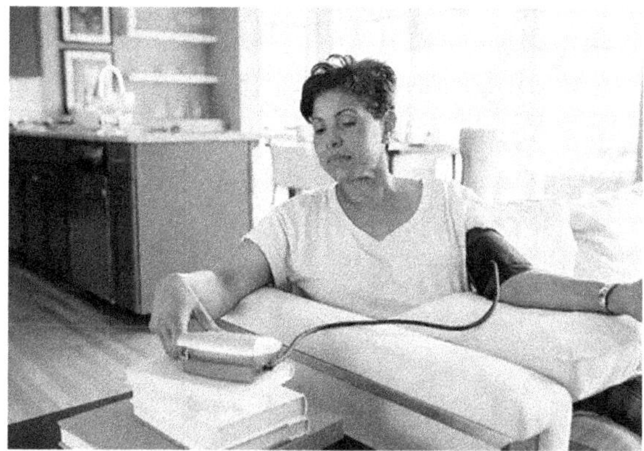

Las personas con Diabetes tienen riesgo de presentar ataques cardiacos silenciosos (sin síntomas), debido a que la hiperglucemia a largo plazo daña los nervios que transmiten el típico dolor en el pecho, mandíbula y brazo que se presentan en un ataque al corazón.

Sin la sensación de dolor, las personas no saben que lo que están teniendo es un ataque cardíaco.

Las enfermedades cardiacas son la principal causa de muerte relacionada con la Diabetes.

3. Daño a los pequeños vasos sanguíneos (*Enfermedad Microvascular*)

El exceso de glucosa en la sangre engrosa las paredes de los vasos sanguíneos más pequeños llamados capilares. La sangre se hace más densa y el daño estructural puede causar que los capilares tengan una pequeña fuga.

Tal vez no te des cuenta, pero estos efectos reducen la circulación de la sangre a la piel, los brazos, las piernas y los pies.

Una reducción en el flujo sanguíneo capilar puede causar algunas manchas oscuras en las piernas.

Otros tipos de daño microvascular ocurren en órganos como los ojos o los riñones.

Daño Ocular *(Retinopatía)*

La parte posterior del ojo, llamada retina, se nutre de muchos vasos sanguíneos pequeñitos.

Estos vasos sanguíneos son los primeros en dañarse por la glucosa elevada en sangre.

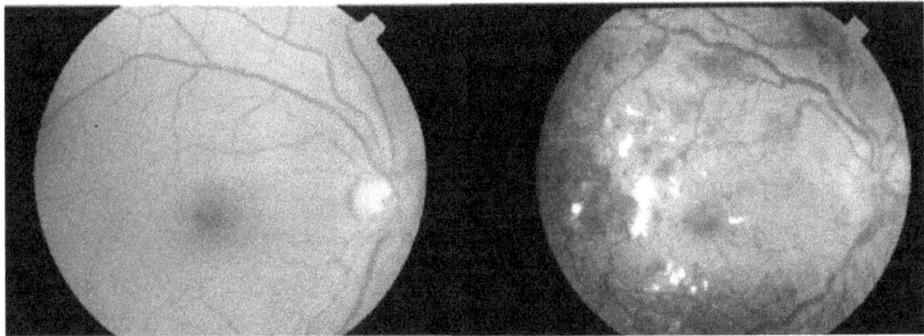

Tal vez tu solo presentas problemas leves en la vista, pero para otras personas los problemas son mucho más severos.

Hay 2 tipos de retinopatía:

No proliferativa: Ésta es la forma más leve y frecuente

Proliferativa. Cuando los diminutos vasos sanguíneos de la retina se dañan, pueden sangrar o cerrarse.

Los nuevos vasos sanguíneos pueden formar tejido cicatricial que puede empujar o jalar la retina y distorsionar la visión.

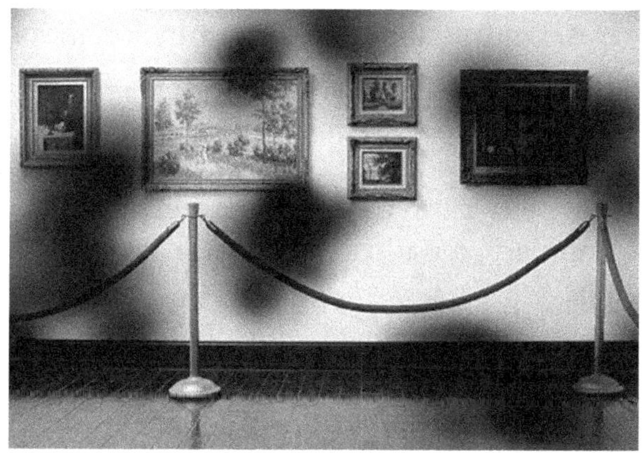

Por lo tanto es importante detectar la retinopatía en las etapas más tempranas para que pueda ser tratada.

Con tratamiento médico, la visión puede tardar varios meses en recuperarse y en algunos casos puede no reestablecerse al 100%.

Daño Renal *(Nefropatía)*

Los riñones están formados por millones de vasos sanguíneos muy pequeñitos *(glomérulos)* que filtran los desechos de la sangre y los eliminan por la orina.

La hiperglucemia constante por varios años, puede dañar este sistema de microfiltración tan delicada.

Si todo el tiempo tu glucosa está descontrolada, tienes un riesgo más elevado de desarrollar enfermedad renal.

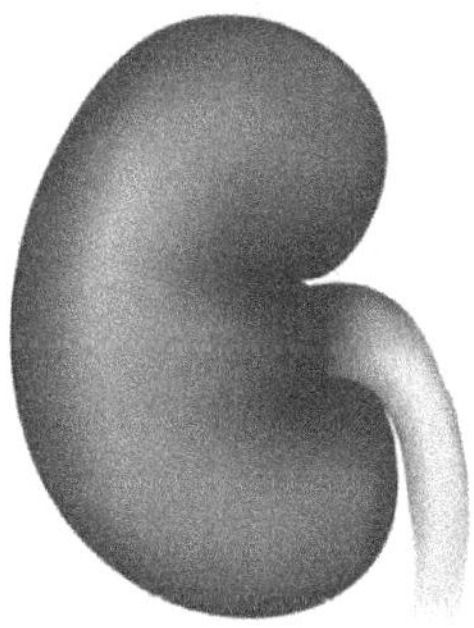
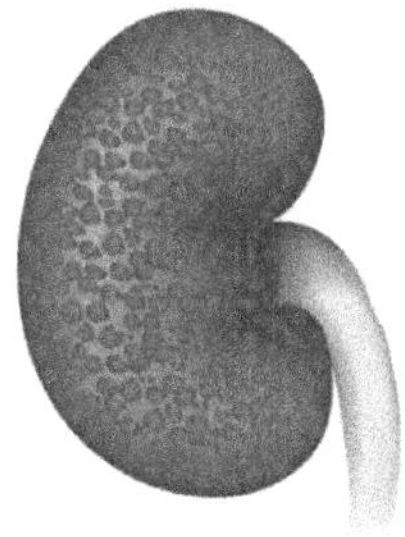

Riñón normal   **Nefropatía diabética**

Si quieres saber que tan bien están funcionando tus riñones, te recomiendo que te hagas un examen para saber cómo se encuentra tu tasa de filtración glomerular (TFG).

Esta prueba nos da un cálculo aproximado de la cantidad de sangre que pasa a través de los glomérulos cada minuto.

La enfermedad renal casi no produce síntomas en las primeras etapas.

Los síntomas aparecen hasta que el daño estructural es muy extenso, y solo funciona el 25% de ambos riñones.

Los principales síntomas que pueden aparecer cuando el daño de ambos riñones es muy extenso, son:

- Edema (Retención de líquido) en pies, tobillos y manos
- Presión arterial elevada
- Confusión o dificultad para concentrarse
- Falta de aire
- Falta de apetito
- Mucho cansancio
- Piel seca y comezón
- Náusea y vómitos

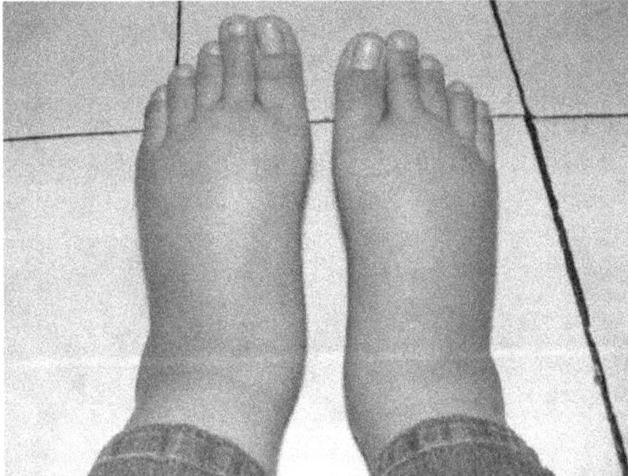

Cuando se presentan estos síntomas, la comunicación con tu médico es vital, ya que te sugerirá el tratamiento más conveniente para mantener una buena calidad de vida.

Para las personas que tienen una función renal residual de menos del 25%, el tratamiento más recomendado es la diálisis peritoneal, hemodiálisis o trasplante renal.

Aumento del riesgo de Infecciones

Si has notado que te enfermas de diferentes cosas con mucha frecuencia, la razón es que la hiperglucemia altera la función de las células de defensa para combatir a las bacterias y otros microorganismos, aumentando el riesgo de infección.

El aumento de la glucosa en la sangre por tiempo prolongado, también daña a los nervios que nos ponen en aviso cuando tenemos una infección.

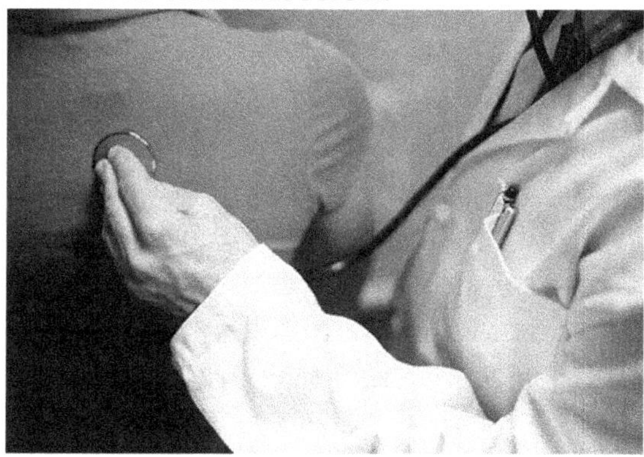

Los síntomas de las infecciones varían dependiendo de su localización.

El aumento en la temperatura corporal es común en muchas infecciones.

La boca, las encías, los pulmones, la piel, los pies, la vejiga y el área genital, son los lugares más comunes en donde se van a desarrollar infecciones, por lo que debes revisarlos con bastante frecuencia.

¿Cómo prevenir las complicaciones de la Diabetes?

Las personas con Diabetes que logran mantener su glucosa en sangre lo más cerca de los valores normales tienen menos riesgo de tener ataques al corazón, daño ocular, en sus nervios o sus riñones.

Entonces llevar un estilo de vida saludable, especialmente, poner atención en cuánto comes y realizar algún tipo de actividad física todos los días, podrán ayudarte a prevenir los ataques al corazón y las embolias (ataques cerebrales).

Por ejemplo, puede que tengas pocas ganas de hacer una caminata de 30 minutos cada día, pero te va a ayudar a controlar tu glucosa y también reduce las probabilidades de desarrollar complicaciones.

Todos los días tenemos grandes desafíos:

-Hacer o no ejercicio

-Comer solo lo que te gusta o lo que tu cuerpo necesita

-Tomarte o no los medicamentos

-Controlar tu estrés o no

-Fumar o no fumar, etc.

¡Deja de repetir que no puedes! Nadie dijo que fuera fácil, pero tampoco se trata de correr un maratón diario. Tu tienes la decisión del tipo de vida que quieres tener.

Si caes en la tentación de hoy una y otra vez, ¿cómo crees que van a estar las cosas en el largo plazo?.

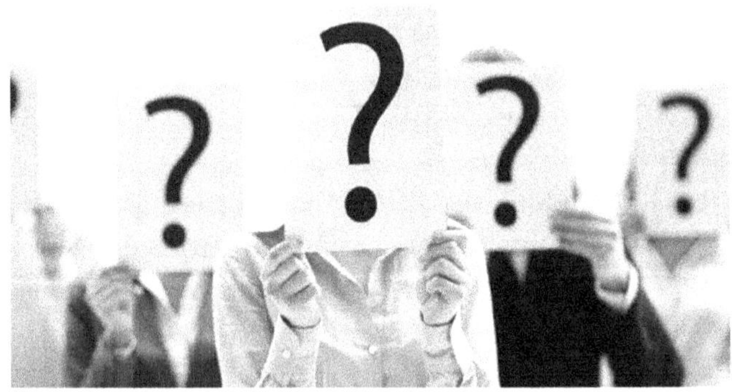

Cada cierto tiempo tus médicos y/o nutriólogo te van a solicitar estudios de laboratorio de control para revisar tus niveles de colesterol y glucosa en sangre. También van a checar tu presión arterial y tu peso.

Dependiendo de tus resultados es muy probable que tus médicos te receten uno o varios medicamentos.

Cada cuándo debes acudir al Médico

Si no tienes alguna urgencia, es conveniente que vayas a ver a tu médico cada 3 meses para tu cita de control.

Llévale al médico tu registro que hiciste de glucemias y tu glucómetro.

Es muy probable que antes de que vayas a consultarlo, tú médico te solicite algunos estudios de laboratorio de sangre y orina para verificar que:

Tus riñones están funcionando bien (una o dos veces al año)

Tus niveles de colesterol y triglicéridos sean adecuados (una o dos veces al año)

Tu nivel de Hemoglobina Glucosilada para ver qué tan bien controlada está tu glucosa en sangre (cada 3 a 6 meses)

El seguramente revisará tu peso, presión arterial, verificará la sensibilidad en tus pies, revisará tu piel y los huesos de sus pies y piernas.

También deberá examinar la parte posterior de tus ojos. Si no lo hace, pídele que lo haga.

De manera preventiva, es conveniente que visites también a otros especialistas, por ejemplo:

✓ Al odontólogo cada 6 meses para que revise tu dentadura, la presencia de caries te puede causar hiperglucemias, a pesar de que te cuides en la alimentación, hagas ejercicio y tomes tus medicamentos.

✓ También debes ir al oftalmólogo una vez al año, para que verifique de manera más precisa si tienes lesiones en la parte posterior del ojo y que la presión dentro del ojo no esté elevada.

Nota final

Tu salud no va a mejorar sólo por leer un libro. Pero si pones en práctica el contenido de este libro, tu mente reaccionará y empezará a distinguir situaciones donde antes no veía nada. Vuelve a leer el libro, estúdialo, ahora para aplicarlo.

Ahora, si en verdad quieres llevar esto a otro nivel, te recomiendo que hagas algo más: regala un ejemplar de este libro, en formato Kindle o en papel a varias personas que conozcas y que también tengan Diabetes y organicen juntos un grupo de estudio del libro.

Imagina reunirte con un grupo de personas que quieran compartir el estudio de esta lectura. Resulta más fácil avanzar en equipo que estando solo.

Si dos mentes multiplican lo que conseguirían por separado, imagina un grupo enfocado, los alcances que podrían tener en la vida de todo el grupo.

Reunirse con otras personas para intercambiar diferentes puntos de vista y formas de abordar la información del libro será útil a todos.

Las reuniones deben ser informales y fomentar que todos participen. Te sugiero que la duración sea de entre una y dos horas.

Una opción es leerlo de la siguiente manera:

a) Leer todos el libro de principio a fin ó
b) Repartir la lectura de las secciones del libro.

Al final de la sesión, agenden una nueva fecha para la siguiente cita.

Los participantes del grupo de estudio pueden preparar notas para exponer con ejemplos personales los puntos que deseen comentar o cómo se han aplicado los conceptos del libro para inspirar a los otros a aplicarlo.

Las reuniones pueden hacerse en casa de alguno de los participantes o si prefieren en una cafetería con un ambiente tranquilo.

Recuerda que los pasteles y las galletas no están invitadas a la reunión, solo café, té y algo de verduras frescas.

Recursos adicionales

Muchas gracias por compartir tu tiempo conmigo, para mí fue un placer acompañarte durante tu lectura y mostrarte como puedes tener el control de tu Diabetes.

Me encantaría seguir en contacto contigo. Si estás interesado en nuestros programas de mejora personal, nutrición, salud y suplementación date un minuto y visita mi web:

www.RodoGuajardo.com/Blog

También puedes recibir las publicaciones antes que nadie de manera gratuita a través de Facebook Messenger, solo dale click al siguiente enlace y después en empezar:

www.m.me/RodoGuajardoNutricionySalud

Si deseas que participe en los eventos de tu empresa como conferenciante o como formador, contáctame directamente en mi mail:

nutriologorodolfoguajardo@gmail.com

Sígueme en Facebook

https://www.facebook.com/RodoGuajardoNutricionySalud/

•Si conoces personas que tengan Diabetes y están pasando por dificultades económicas, regálales un ejemplar de este libro, por eso lo hice Low Cost y ellos te lo agradecerán.

Bibliografía

Academia Nacional de Medicina. https://www.anmm.org.mx/publicaciones/CAnivANM150/L29_ANM_Guias_alimentarias.pdf

American Diabetes Association. Foundations of care and comprehensive medical evaluation. Diabetes Care. 2016;39(suppl 1)

American Diabetes Association. Standards of medical care in Diabetes -- 2017: Glycemic Targets. Sec. 6. In Standards of Medical Care in Diabetes - 2017. Diabetes Care. 2017;40(Suppl. 1):S48-S56. PMID: 28522557 www.ncbi.nlm.nih.gov/pubmed/28522557.

Beck J, Greenwood DA, Blanton L, et al.; 2017 Standards Revision Task Force. 2017 national standards for diabetes self-management education and support. Diabetes Care 2017;40:1409–1419

Bell KJ, Barclay AW, Petocz P, Colagiuri S, Brand-Miller JC. Efficacy of carbohydrate counting in type 1 diabetes: a systematic review and metaanalysis. Lancet Diabetes Endocrinol 2014;2:133– 140

Bell KJ, Smart CE, Steil GM, Brand-Miller JC, King B, Wolpert HA. Impact of fat, protein, and glycemic index on postprandial glucose control in type 1 diabetes: implications for intensive diabetes management in the continuous glucose monitoring era. Diabetes Care 2015;38:1008–1015

Bosch J, Gerstein HC, Dagenais GR, et al.; ORIGIN Trial Investigators. n-3 fatty acids and cardiovascular outcomes in patients with dysglycemia. N Engl J Med 2012;367:309–318

Bray GA, Vollmer WM, Sacks FM, Obarzanek E, Svetkey LP, Appel LJ; DASH Collaborative Research Group. A further subgroup analysis of the effects of the DASH diet and three dietary sodium levels on blood pressure: results of the DASHSodium Trial. Am J Cardiol 2004;94:222–227

Colberg SR, Sigal RJ, Yardley JE, et al. Physical activity/exercise and Diabetes: a position statement of the American Diabetes Association. Diabetes Care. 2016;39(11):2065–2079.

Colberg SR. Exercise and Diabetes: A Clinician's Guide to Prescribing Physical Activity. 1st ed. Alexandria, VA, American Diabetes Association, 2013

Davis SN, Lamos EM, Younk LM. Hypoglycemia and hypoglycemic syndromes. In: Jameson JL, De Groot LJ, de Kretser DM, et al, eds. Endocrinology: Adult and Pediatric. 7th ed. Philadelphia, PA: Elsevier Saunders; 2016:chap 47.

Diabetes Prevention Program Research Group. Long-term effects of lifestyle intervention or metformin on Diabetes development and microvascular complications over 15-year follow-up: the Diabetes Prevention Program Outcomes Study. The Lancet Diabetes & Endocrinology. 2015;3(11):866–875

Dickinson JK, Maryniuk MD. Building therapeutic relationships: choosing words that put people first. Clin Diabetes 2017;35:51–54

Dietary Guidelines for Americans 2015-2020 https://health.gov/dietaryguidelines/2015/guidelines/

Duncan I, Ahmed T, Li QE, et al. Assessing the value of the diabetes educator. Diabetes Educ 2011;37:638–657

Dungan KM. Management of type 2 Diabetes mellitus. In: Jameson JL, De Groot LJ, de Kretser DM, et al, eds. Endocrinology: Adult and Pediatric. 7th ed. Philadelphia, PA: Elsevier Saunders; 2016:chap 48.

Eckel RH, Jakicic JM, Ard JD, et al.; American College of Cardiology/American Heart Association Task Force on Practice Guidelines. 2013 AHA/ACC guideline on lifestyle management to reduce cardiovascular risk: a report of the American College of Cardiology/American Heart Association Task Force on Practice Guidelines. Circulation 2014; 129(25 Suppl. 2):S79–S99

Fisher L, Hessler D, Glasgow RE, et al. REDEEM: a pragmatic trial to reduce diabetes distress. Diabetes Care 2013;36:2551–2558

Franz MJ, MacLeod J, Evert A, et al. Academy of Nutrition and Dietetics nutrition practice guideline for type 1 and type 2 diabetes in adults: systematic review of evidence for medical nutrition therapy effectiveness and recommendations for integration into the nutrition care process. J Acad Nutr Diet 2017;117:1659–1679

Gunasekara P, et al. Effects of zinc and multimineral vitamin supplementation on glycemic and lipid control in adult diabetes. Diabetes, Metabolic Syndrome and Obesity: Targets and Therapy 2011:4 53–60

Kromhout D, Geleijnse JM, de Goede J, et al. n-3 fatty acids, ventricular arrhythmia-related events, and fatal myocardial infarction in postmyocardial infarction patients with diabetes. Diabetes Care 2011;34:2515–2520

Lemaster JW, Reiber GE, Smith DG, Heagerty PJ, Wallace C. Daily weight-bearing activity does not increase the risk of diabetic foot ulcers. Med Sci Sports Exerc 2003;35:1093– 1099

Marrero DG, Ard J, Delamater AM, et al. Twenty-first century behavioral medicine: a context for empowering clinicians and patients with diabetes: a consensus report. Diabetes Care 2013; 36:463–470

National Institutes of Health, Office of Dietary Supplements. Dietary supplements: what you need to know.

Norris SL, Lau J, Smith SJ, Schmid CH, Engelgau MM. Self-management education for adults with type 2 diabetes: a meta-analysis of the effect on glycemic control. Diabetes Care 2002;25:1159–1171

Robbins JM, Thatcher GE, WebbDA, Valdmanis VG. Nutritionist visits, diabetes classes, and hospitalization rates and charges: the Urban Diabetes Study. Diabetes Care 2008;31:655–660

Samann A, Muhlhauser I, Bender R, Kloos Ch, Muller UA. Glycaemic control and severe hypoglycaemia following training in flexible, intensive insulin therapy to enable dietary freedom in people with type 1 diabetes: a prospective implementation study. Diabetologia 2005;48:1965–1970

Scavone G, Manto A, Pitocco D, et al. Effect of carbohydrate counting and medical nutritional therapy on glycaemic control in type 1 diabetic subjects: a pilot study. Diabet Med 2010;27: 477–479

Smith AG, Russell J, Feldman EL, et al. Lifestyle intervention for pre-diabetic neuropathy. Diabetes Care 2006;29:1294–1299

Spallone V, Ziegler D, Freeman R, et al.; Toronto Consensus Panel on Diabetic Neuropathy. Cardiovascular autonomic neuropathy in diabetes: clinical impact, assessment, diagnosis, and management. Diabetes Metab Res Rev 2011;27: 639–653

Strawbridge LM, Lloyd JT, Meadow A, Riley GF, Howell BL. One-year outcomes of diabetes self-management training among Medicare beneficiaries newly diagnosed with diabetes. Med Care 2017;55:391–397

Tang TS, Funnell MM, Brown MB, Kurlander JE. Self-management support in "real-world" settings: an empowerment-based intervention. Patient Educ Couns 2010;79:178–184

Thorpe CT, Fahey LE, Johnson H, Deshpande M, Thorpe JM, Fisher EB. Facilitating healthy coping in patients with diabetes: a systematic review. Diabetes Educ 2013;39:33–52

U.S. Department of Health and Human Services, Office of Disease Prevention and Health Promotion. 2008 Physical Activity Guidelines for Americans summary.

UK Prospective Diabetes Study (UKPDS) Group. Effect of intensive blood-glucose control with metformin on complications in overweight patients with type 2 diabetes (UKPDS 34). Lancet 1998;352:854–865

Ziemer DC, Berkowitz KJ, Panayioto RM, et al. A simple meal plan emphasizing healthy food choices is as effective as an exchange-based meal plan for urban African Americans with type 2 diabetes. Diabetes Care 2003;26:1719–1724

www.ingramcontent.com/pod-product-compliance
Lightning Source LLC
Chambersburg PA
CBHW061508250726
48657CB00005B/1758